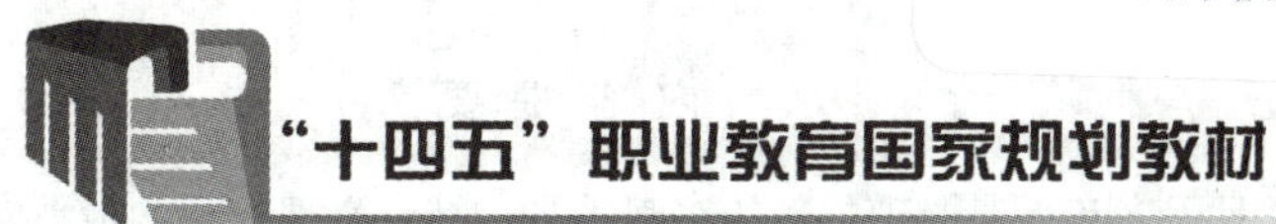

老年人心理护理实务

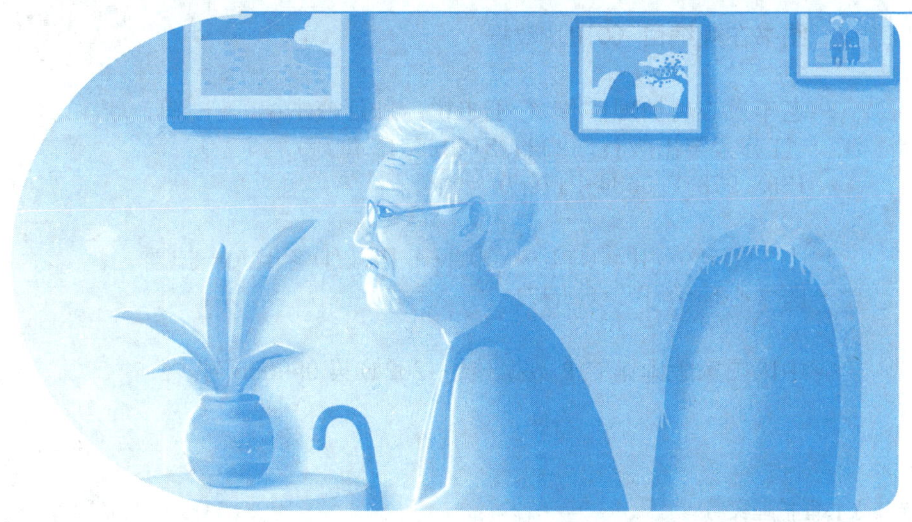

主审　刘丽娟

主编　王志锐　钟延霞

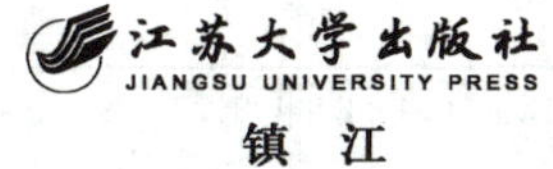

镇　江

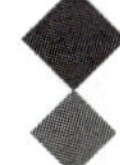

内 容 提 要

本书立足于老年人对心理护理的客观需求，结合心理护理的最新实践，系统地介绍了老年人心理护理的理论知识和技能。全书分为八个项目，分别为老年人心理护理概述、老年人认知变化及其应对、老年人情绪识别与调节、老年人心身疾病的心理护理、老年人其他疾病的心理护理、老年人婚姻家庭中的心理护理、老年人社会适应中的心理护理、老年人临终关怀中的心理护理。

本书编排合理，体例新颖，案例丰富，具有较强的实用性，可作为职业院校智慧健康养老服务与管理专业、老年人服务与管理专业及其他相关专业的教材。

图书在版编目（CIP）数据

老年人心理护理实务 / 王志锐，钟延霞主编. -- 镇江 : 江苏大学出版社，2024.3(2025.12 重印)
ISBN 978-7-5684-2179-9

Ⅰ. ①老… Ⅱ. ①王… ②钟… Ⅲ. ①老年人－护理学－医学心理学 Ⅳ. ①R471

中国国家版本馆 CIP 数据核字(2024)第 059065 号

老年人心理护理实务
Laonianren Xinli Huli Shiwu

主　　编 / 王志锐　钟延霞
责任编辑 / 梁宏宇
出版发行 / 江苏大学出版社
地　　址 / 江苏省镇江市京口区学府路 301 号（邮编：212013）
电　　话 / 0511-84446464（传真）
网　　址 / http://press.ujs.edu.cn
排　　版 / 北京时代华都印刷有限公司
印　　刷 / 北京时代华都印刷有限公司
开　　本 / 787 mm×1 092 mm　1/16
印　　张 / 9.75
字　　数 / 243 千字
版　　次 / 2024 年 3 月第 1 版
印　　次 / 2025 年 12 月第 2 次印刷
书　　号 / ISBN　978-7-5684-2179-9
定　　价 / 35.00 元

如有印装质量问题请与本社营销部联系（电话：0511-84440882）

前言

良好的心理健康状况是老年人享受幸福晚年的基石。随着人口老龄化程度的加深和人们思想观念的转变，老年人的心理健康问题越来越受到人们的关注。目前，我国老年人对心理护理服务的需求持续增长，但具备心理护理服务技能的人才数量并不能满足需求。

为了帮助学生更好地理解老年人的心理状况，应对老年人的心理健康问题，满足老年人对心理护理服务的需求，编者组织行业专家精心编写了本书。在编写本书的过程中，编者深入研究老年人心理特征，并结合国内外经验，对老年人心理护理进行了系统的阐述。

具体而言，本书具有以下鲜明特色。

1 立德树人，德才兼备

党的二十大报告指出："育人的根本在于立德。"本书积极贯彻党的二十大精神，践行"立德树人，德技并修"的理念，在每个项目前设置了"素质目标"，并在正文中穿插了"心系桑榆"模块，积极融入尊老、敬老、孝老、爱老的传统美德，爱岗敬业精神，人文关怀等，引导学生关注老年人的心理需求，理解、尊重、关心和帮助老年人，从而潜移默化地培育学生的道德品质和人文精神。

2 校企合作，职业引领

编者不仅与多所学校智慧健康养老服务与管理、老年人服务与管理等专业的教师就本书的核心内容、体例设计等进行了深入探讨，还走访了多家养老机构和社区养老服务中心，咨询了相关从业人员，详细了解了老年人心理护理工作的主要内容、常见问题、应对措施、真实案例等，并将其有机融入本书中。

3 体例新颖，注重实践

本书坚持"以学生为中心"的理念，采用项目任务式结构编写，根据知识点设置项目和任务，让学生在做中学、在学中做，做到理论联系实际。具体来说，本书在每个任务前设置了“任务导入”，以具体情景为切入点，通过提问的方式引出理论知识，激发学生的学习兴趣；在讲解理论知识时，穿插了“小贴士”“知识拓展”“课堂讨论”“同步案例”等模块，以增强互动性、趣味性，拓宽学生的知识面；在每个任务后设置了“任务实施”，让学生通过情景模拟、案例分析等形式应用所学知识，提高分析与解决问题的能力。此外，本书在每个项目后设置了“学习成果自测”与“学习成果评价”，以帮助学生检验学习成果。

4 平台支撑，资源丰富

本书配有丰富的数字资源。读者借助手机或其他移动设备扫描书中的二维码，即可观看微课视频。读者还可以登录文旌综合教育平台“文旌课堂”，查看和下载本书配套资源，如优质课件、教案、课后习题答案等。读者在阅读过程中有任何疑问，都可以登录该平台寻求帮助。

此外，本书还提供在线题库，支持“教学作业，一键发布”。教师只需通过微信或“文旌课堂”App 扫描扉页二维码，即可迅速选题、一键发布、智能批改，并查看学生的作业分析报告，从而提升教学体验，提高教学效率。学生可在线完成作业，巩固所学知识，提高学习效率。

本书由刘丽娟担任主审，王志锐、钟延霞担任主编，崔玲玉、肖娟、吴慧、穆童、钟兴泉、乌兰图亚、李佳琪担任副主编。由于编者水平有限，书中难免存在疏漏与不妥之处，诚请广大读者批评指正。

特别说明：

（1）编者在编写本书的过程中，参考了大量资料并引用了部分文字、图片等。大部分引用的资料已获授权，但由于部分资料来自网络，我们未能确认出处，也暂时无法联系到原作者。对此，我们深表歉意，并欢迎原作者随时与我们联系，我们将按规定支付稿酬。

（2）本书所选案例大部分来源于真实事件，但为了避免引起误会，我们对部分人名和企业名进行了模糊化处理。

（3）本书没有注明资料来源的案例均为编者自编或根据真实事件改编。

本书配套资源下载网址和联系方式

网址：https://www.wenjingketang.com

电话：400-117-9835

邮箱：book@wenjingketang.com

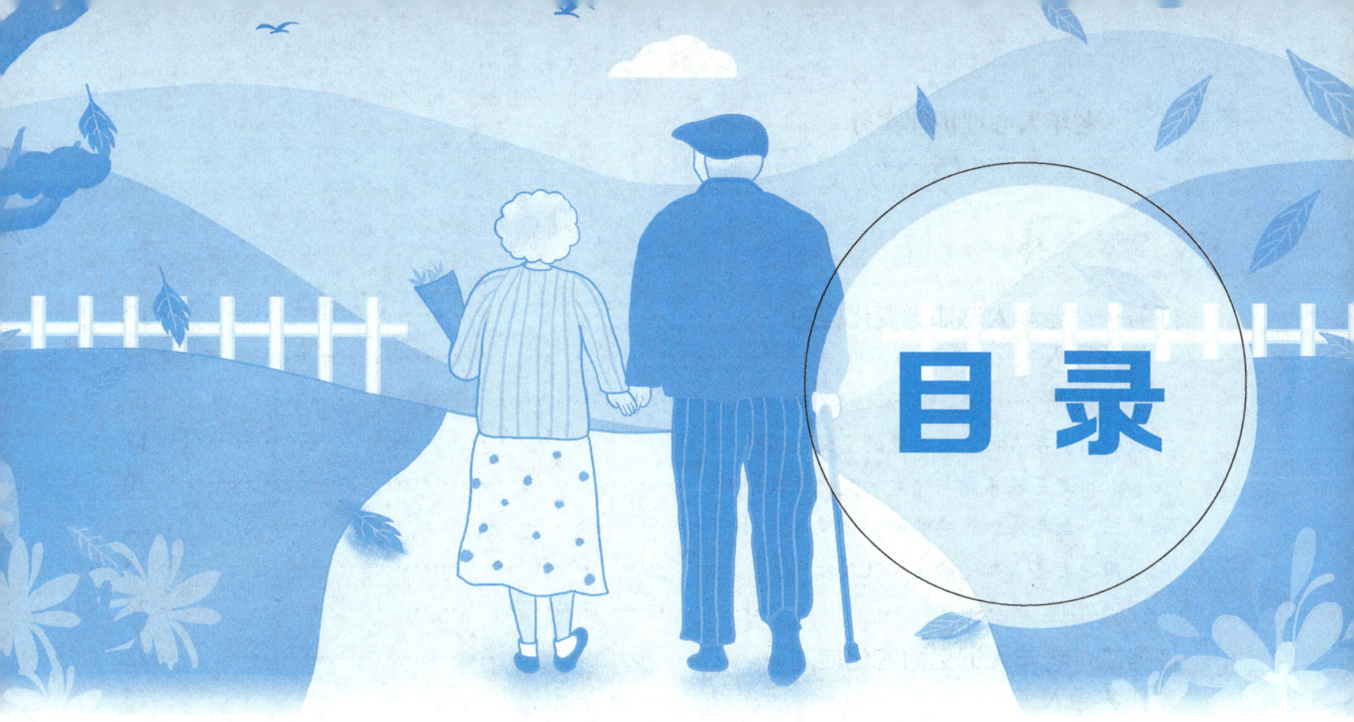

目录

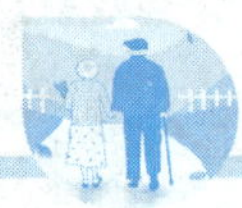

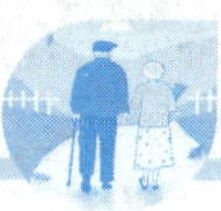

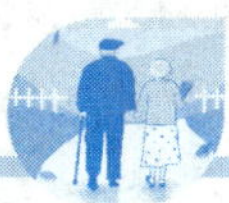

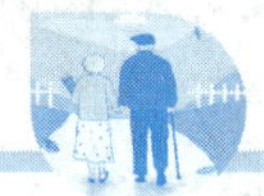

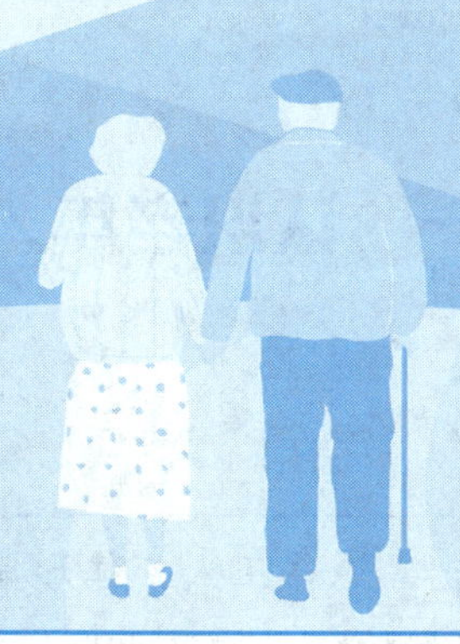

项目一 老年人心理护理概述

项目引言

近年来，我国老年人口数量不断增长。根据国家卫生健康委员会的预测，到2035年左右，我国60岁及以上人口将突破4亿。在人口老龄化程度日益加深的背景下，老年人的照护问题成为全社会关注的焦点。为了保障老年人的晚年生活质量，养老护理员（以下简称“护理员”）不仅应关注老年人的生理健康，也应关注其心理健康，为他们提供优质的心理护理服务。

知识目标

- 理解心理健康的概念，熟悉老年人心理健康的现状、意义和标准。
- 了解老年人心理护理的目标和原则。
- 掌握老年人心理护理的程序。
- 熟悉老年人心理护理的实施形式和分级。

素质目标

- 了解政府为促进老年人心理健康所做的努力，恪守爱老之责，为实施积极应对人口老龄化国家战略贡献力量。
- 认识老年人心理健康的意义，提高对老年人心理健康的重视程度。

任务一　认识老年人心理健康

任务导入

李奶奶，65 岁，初中文化，退休工人，体形偏胖，患有高血压等慢性疾病，平时通过药物治疗控制病情。李奶奶的父母均已去世，兄弟仍健在，家族无精神疾病史。李奶奶的老伴也是退休工人，与李奶奶同住，两人的子女均在外地工作，只有节假日会回家探望他们。

李奶奶退休后，有退休金维持生活，子女也会定期给她添置物品。虽然物质生活无忧，但她认为自己过得并不舒心。李奶奶时常感觉无事可做，在家里一坐就是一整天。她经常回忆自己退休前的生活，盯着自己在工作中所获得的奖牌出神。老伴喊她出去与朋友聚会，她也是兴致缺缺。

近日，她常常与老伴谈论自己的病情，怀疑身体状况恶化。此外，她时常感到焦虑，既担心子女在外地生活得不好，也担心自己将来病情加重无人照顾。李奶奶的老伴非常担忧，不知如何是好。

思考：

（1）什么是心理健康？

（2）老年人心理健康的标准有哪些？李奶奶是否出现了心理健康问题？

知识讲解

一、心理健康的概念

我国 22 个部门共同印发的《关于加强心理健康服务的指导意见》指出，心理健康是人在成长和发展过程中，认知合理、情绪稳定、行为适当、人际和谐、适应变化的一种完好状态。

心理健康包括个体的内部协调和外部适应两个方面。从内部协调方面来说，心理健康的个体具有较少的消极情绪和较多的积极情绪，即健康的情绪体验；能客观、恰当地评价自我。从外部适应方面来说，心理健康的个体能建立良好的人际关系；具有健康的认知效能，能采取适当的措施解决日常生活中的问题，遇到生活变故时能保持良好心态。

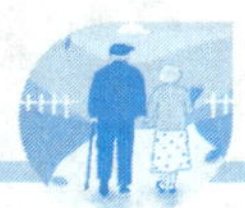

二、老年人心理健康的现状

据第七次全国人口普查，我国 60 岁及以上人口已达 2.64 亿。调查数据显示，在我国，有 63%的老年人常常会感到孤独，有超过 25%的老年人出于身体原因或其他各种原因，有过自杀的念头。另有调查数据显示，我国城市老年人心理健康率为 30.3%，农村老年人心理健康率为 26.8%。这些数据反映了我国老年人心理健康问题的普遍性和严峻性。

长期以来，老年人的心理健康问题并未得到足够的关注。人们普遍地将老年人的烦恼描述为“老糊涂了”“晚上睡不好”“心情不好”等，并未将这些烦恼当作心理健康问题严肃地对待。如何让老年人在辛苦操劳一生后，享有积极、健康的晚年生活，是社会需要面对的重大课题。

当前，积极应对人口老龄化已上升为国家战略。政府逐步出台了一系列相关政策和措施，鼓励关注老年人的心理健康状况，提高老年人心理服务水平。2022 年 1 月 17 日，国家卫生健康委员会、全国老龄工作委员会办公室、国家中医药管理局联合印发的《关于全面加强老年健康服务工作的通知》明确指出，要开展老年人心理健康服务，重视老年人心理健康，针对抑郁、焦虑等常见精神障碍和心理行为问题，开展心理健康状况评估和随访管理，为老年人特别是有特殊困难的老年人提供心理辅导、情绪纾解、悲伤抚慰等心理关怀服务。

《关于全面加强老年健康服务工作的通知》

从服务供给端来看，目前国内已有企业致力于为老年人提供心理咨询服务（见图 1-1），抢占老年人心理服务的市场。新的心理治疗方法和技术纷纷涌现，老年人心理服务模式变得越来越多样化。这些因素都将助推老年人心理健康水平的提升。

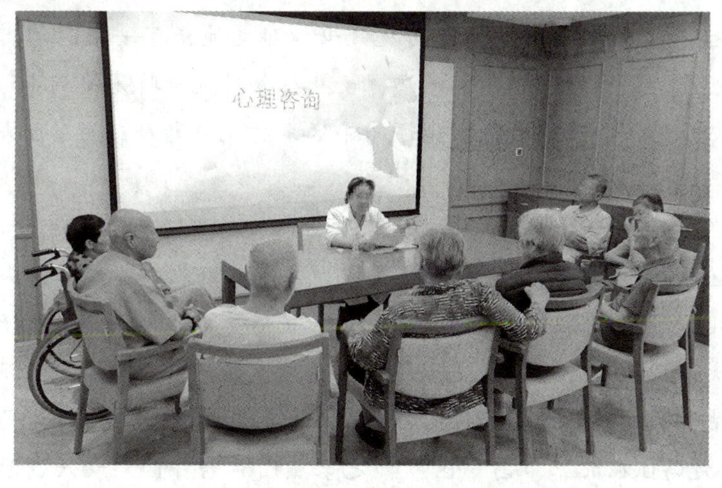

图 1-1 为老年人提供心理咨询服务

三、老年人心理健康的意义

老年人心理健康对老年人自身和社会来说都具有重要意义，具体来说，主要包括以下几个方面：

（1）心理健康是老年人健康的必要条件。国家卫生健康委员会发布的《中国健康老年人标准》（WS/T 802—2022）规定，健康老年人评估的一个重要维度就是心理健康。如果心理不健康，老年人的整体健康就无从谈起。

（2）心理健康是老年人生理健康的重要保障。多项研究表明，消极的心态会对老年人的生理健康产生负面影响，而积极的心态能降低老年人罹患高血压、冠心病、糖尿病等疾病的风险。

（3）心理健康是老年人实现良好社会适应的重要前提。社会适应是一个毕生的过程。心理健康的老年人更容易与他人融洽相处，能够更有效地发挥个人潜能和社会功能。相反，心理不健康的老年人容易产生不良情绪，难以融入社会、实现人生价值。

（4）老年人心理健康影响着社会和谐与稳定。社会群体的心理健康状况影响着整个社会的秩序。心理健康的老年人往往能乐观、积极地参与家庭活动和社会活动，从而促进整个社会的和谐与稳定。相反，出现严重心理问题的老年人会给家庭带来困扰，甚至可能走上犯罪的道路，影响社会正常秩序。

老人开怀，社会和谐发展

“在女儿家生活，我每天都乐呵呵，亲戚都说我变了。”家住湖南省邵东市的田大妈说。老伴去世后，70 岁的田大妈不想打扰儿女，独自生活了一段时间。那段时间，她感到特别孤独、压抑，时常与邻居闹矛盾。女儿得知情况后将她接到身边。有了孩子的陪伴，田大妈心情好了许多。最近，她还与小区里的几位老人交上了朋友，每天聚在一起聊天、跳舞，玩得不亦乐乎。

“谢谢！您这么一开导，我气儿顺多了。”在北京市东城区多福巷社区，80 岁的曹大爷握着社区养老服务驿站的生活管家慕某的手说。不久前，曹大爷托人买了一辆轮椅，打电话叫儿子过来看看。而那段时间，儿子正好生病住院，瞒着曹大爷，因此没有去看轮椅。曹大爷认为儿子嫌弃他了，气得两天没吃饭。慕某了解到情况后，耐心地劝慰老人，并向他说明儿子的情况，帮他解开了心里的疙瘩，消除了对儿子的误解。

72 岁的樊大妈住在北京市昌平区泰康之家燕园养老社区。女儿因患癌症去世后，樊大妈情绪低落，饭都吃不下。养老社区的心理服务团队得知情况后，对樊大妈进行

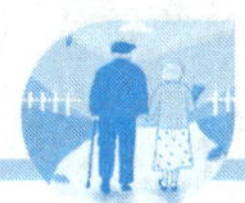

重点照顾，还找到一名老人陪伴她。养老社区每次举办娱乐活动，都会邀请樊大妈参加，希望尽量消除她的孤独感和失落感。经过工作人员和伙伴们的努力，樊大妈又振作了起来。

“当前我国已经步入老龄化社会，老年人是社会的重要组成部分，提高老年人心理健康水平对于促进社会和谐具有重要意义。”北京大学精神卫生研究所临床研究室主任王某认为，“老年人的心理健康水平直接影响着他们的生活质量和身体健康水平。心理健康可延缓身体衰老，减少疾病。心理健康的老人，更能维护家庭和邻里关系，使子女少操心，使家庭和社会更和谐。”

（资料来源：申少铁，《舒心畅怀，让养老无忧》，《人民日报》，2021 年 1 月 8 日，有改动）

四、老年人心理健康的标准

老年人心理健康的标准包括以下五个方面：

（1）认知功能基本正常。认知功能包括感知觉、记忆力、思维能力等。认知功能基本正常，主要指老年人各项认知功能保持同年龄群体的平均水准。认知功能基本正常的老年人，在判断事物时能做到基本准确，不产生错觉；在回忆往事时，无重大遗漏；在分析问题时，不出现逻辑混乱情况；在回答问题时，不答非所问。

（2）能客观地看待自己。心理健康的老年人能客观地认识自己的性格和能力，对自己和人生做出合理的评价；能认识自己的优点，接受自己的缺点，不会对自己过于严苛；对自己的老年生活有恰当的规划；能肯定自己存在的价值。

（3）能保持良好的人际关系。心理健康的老年人能尊重他人，接受他人与自己的差异；能顺利地与他人进行交往（见图 1-2），正确地应对生活中的人际冲突；能得到家人的理解和尊重，与家人关系融洽。

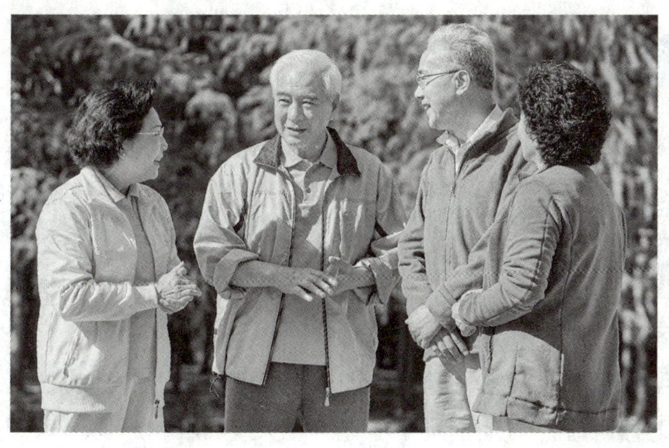

图 1-2 老年人与他人进行交往

（4）有良好的适应能力。心理健康的老年人能较正确地认识身心的老化、老年生活的变化，能主动和外界保持联系，较快接受和适应环境变化。

（5）情绪积极、稳定。心理健康的老年人能保持愉快的心情，善于从生活中寻找乐趣，具有较强的情绪调节能力。老年人在遭遇一些生活变故时，出现消极情绪是正常的。心理健康的老年人能够积极调整，保持自身情绪的整体稳定。

分析身边某位老年人的心理健康状况，并说明理由。

任务实施

实践操作——老年人心理健康知识科普

【任务描述】

选择一位身边的老年人，向其科普心理健康知识。

【实施流程】

（1）每个学生选择一位老年人作为心理健康知识的科普对象。

（2）通过面对面讲解、电话讲解、视频讲解等方式，向老年人科普心理健康的相关知识，用录音或录视频的方式记录下科普过程及老年人的反馈。

（3）学生提交音频或视频材料，教师进行评价。

任务二　认识老年人心理护理

任务导入

李奶奶的老伴向社区的护理员求助，希望护理员帮助李奶奶改善心理健康状况。

护理员先通过与李奶奶及其老伴进行沟通，了解到李奶奶的基本信息：① 65 岁，患有高血压等慢性疾病；② 一名退休工人；③ 与老伴同住，子女在外地工作；④ 感觉自己的身体健康状况不佳，担心病情恶化；⑤ 与子女交流少，家庭关系紧张；⑥ 退休后不愿出门，怀念工作的时光，社会交往少。

接下来，护理员针对李奶奶的情况制订了心理护理计划并完成了以下工作：首先，与李奶奶的家人进行沟通，向他们讲解了老年人心理健康相关知识，让他们明白李奶奶出现心理变化的原因及应对措施，并嘱咐他们多关心、陪伴李奶奶；其次，与李奶奶进

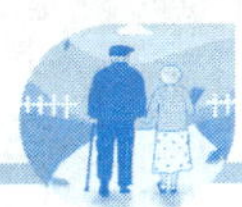

行沟通，肯定了李奶奶在工作中取得的成就，鼓励李奶奶退休后发挥余热，建议李奶奶培养兴趣爱好；最后，告诉李奶奶及其家人，必要时可寻求专业心理咨询师的帮助。

一个月后，李奶奶的心理健康状况有了一定的改善。护理员对李奶奶进行了回访，对心理护理的效果进行了评价，并与李奶奶约定好了下一次见面的时间。

思考：

（1）什么是心理护理？老年人心理护理的目标有哪些？

（2）老年人心理护理的程序是怎样的？

知识讲解

一、老年人心理护理的目标和原则

心理护理是指运用心理学的理论和技能，积极影响护理对象的心理状态，以达到较理想目的的过程。心理护理有助于缓解老年人的心理压力或解决老年人的心理问题，进而促进老年人的心理健康。

（一）老年人心理护理的目标

老年人心理护理主要有以下目标：

（1）帮助老年人改善人际关系，强化社会支持。

（2）帮助老年人调整心理状态，助益于疾病的治疗。

（3）提高老年人的社会适应能力，协助老年人适应社会角色和生活环境的改变。

（二）老年人心理护理的原则

老年人心理护理的原则包括服务性原则、主动性原则、启迪性原则、针对性原则和自我护理原则。

（1）服务性原则。心理护理同生活照料一样具有服务性，护理员应树立为老年人服务的意识，并不断提高服务能力。

（2）主动性原则。护理员应主动与老年人沟通，协调与老年人的关系，以保障心理护理的顺利进行。

（3）启迪性原则。在进行心理护理时，护理员可对老年人开展心理健康教育（见图 1-3），为老年人讲解心理健康的相关知识，纠正老年人对疾病或其他事物的错误认知。

（4）针对性原则。心理护理没有统一的模式，护理员应根据不同老年人的具体情况，采取具有针对性的心理护理措施。

（5）自我护理原则。护理员应启发、指导和帮助老年人尽可能地进行自我护理，让老年人做自身心理健康的第一责任人。

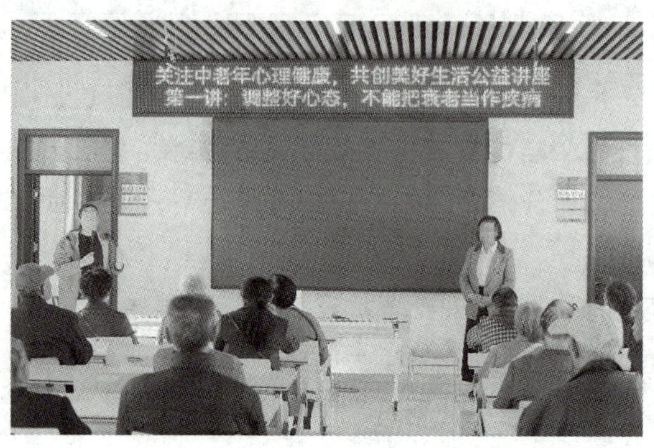

关注中老年心理健康，共创美好生活公益讲座
第一讲：调整好心态，不能把衰老当作疾病

图 1-3　老年人心理健康教育

小贴士

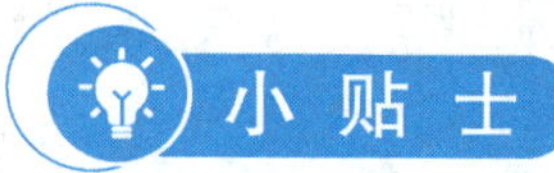

自我护理是指个体为了维持生命、提高健康水平和生活舒适度而进行的自我照顾活动。自我护理涵盖生理健康、心理健康、饮食营养、睡眠管理、运动锻炼、压力应对等多方面的内容。

二、老年人心理护理的程序

老年人心理护理的程序包括评估、计划、实施和评价。

（一）评估

评估是心理护理的初始阶段。在评估阶段，护理员应通过各种方法系统地收集老年人的基本信息，包括个人基本信息、家庭基本情况、生理健康状况，并用心理测评工具评估老年人的心理健康状况。常用的信息收集方法包括观察法、访谈法、查阅法等，常用的心理测评工具包括人格量表、情绪量表、疾病认知问卷等。护理员应认真分析、研究收集到的信息和心理测评结果，找到老年人当前存在的主要心理问题及其影响因素。

评估老年人心理健康状况时的注意事项

（二）计划

评估结束后，护理员应为老年人制订心理护理计划。心理护理计划应具有科学性、合理性，其内容应包括心理护理的时间、方法、具体措施等。

（三）实施

在实施心理护理计划的过程中，护理员应做到因人施护、有的放矢。虽然心理护理强调针对性原则，但仍然存在着一些通用的实施技巧，具体如下：

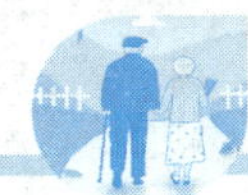

（1）加强心理健康教育，使老年人认识到心理健康的重要性。

（2）注意使用语言和非语言沟通技巧。

（3）尽可能地满足老年人的合理需要，解决老年人的实际问题。

（4）尊重老年人的知情权，积极、主动地为老年人提供所需信息。

（5）发挥老年人的主观能动性，鼓励老年人相互交流，鼓励老年人参加力所能及的活动。

（6）鼓励老年人的家人、朋友在经济上和心理上加强对老年人的支持。

（7）为老年人提供舒适的心理护理环境，如图 1-4 所示。

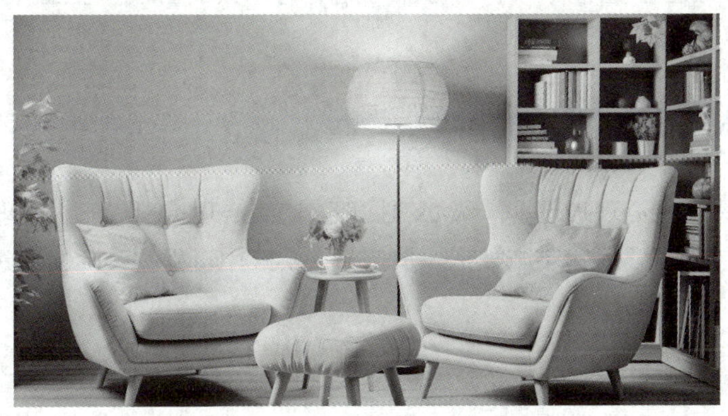

图 1-4　舒适的心理护理环境

（四）评价

评价的目的是衡量心理护理计划的实施效果。如果实施效果不佳，护理员应寻找原因，及时调整心理护理计划。影响实施效果的因素有很多，如老年人的合作程度、护理员技能的熟练程度等。

评价心理护理效果主要从以下几个方面进行：① 观察老年人在接受心理护理后，症状是否减轻或消失；② 了解老年人在接受心理护理后社会适应能力的恢复情况；③ 询问老年人的感受和意见，以便更好地改进心理护理计划。

三、老年人心理护理的实施形式

（一）个性化心理护理与共性化心理护理

个性化心理护理是指目标较明确、针对性较强，用以解决老年人特异性心理问题的心理护理。个性化心理护理要求护理员准确地了解老年人产生心理问题的原因，并根据其表现，采取相应的心理护理措施。

共性化心理护理是指目标不太明确、针对性不太强，仅从满足老年人心理需要的一般规律出发，用以解决老年人同类心理问题的心理护理。例如，空巢老人普遍存在孤独感，护理员应善于归纳和总结这类问题的应对措施，以有效缓解空巢老人的孤独感。

总之，护理员既要关注每位老年人的具体情况和需要，又要发现并总结不同老年人心理问题的共性，使心理护理更有效。

（二）有意识心理护理与无意识心理护理

有意识心理护理是指运用心理学的理论和技术，通过预先设计的语言和非语言行为，对老年人进行心理护理。

无意识心理护理是指日常护理中可能对老年人心理状态产生积极影响的一切行为。护理员在与老年人接触的过程中，其一举一动都可能对老年人的心理产生影响。因此，护理员必须时刻注意自己的言行举止。

四、老年人心理护理的分级

心理护理可分为特级心理护理、一级心理护理、二级心理护理和三级心理护理。不同等级的心理护理有着不同的护理要求和实施规范，护理员在实践中可根据实际情况进行相应的调整。

（一）特级心理护理

需要特级心理护理的老年人应符合下列条件之一：① 精神障碍；② 有极明显的自伤、自杀倾向；③ 自杀未遂，生命体征不稳定。

护理员应将需要特级心理护理的老年人送入专业医疗机构，交由专业人士进行心理护理。

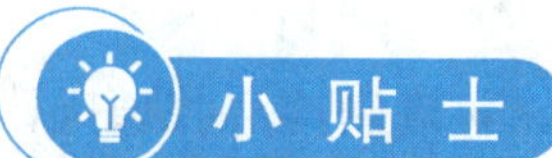

精神障碍是由生理、心理社会因素相互作用引起，以精神症状为主要临床表现的一组疾病的总称。症状严重如临床表现为幻觉、妄想、木僵、意识障碍、行为混乱者，称“精神病”或“严重精神障碍”。

（二）一级心理护理

需要一级心理护理的老年人应符合下列条件之一：① 身体衰弱，需严格卧床休息或生活完全不能自理；② 极度兴奋、躁动；③ 有较明显的自伤、自杀倾向。

护理员应对需要一级心理护理的老年人进行监护，细心观察老年人的言行和神志变化，每日或每周评估老年人的心理健康状况，并采取必要的心理护理措施。

（三）二级心理护理

需要二级心理护理的老年人有中度的心理问题，虽然情绪和行为存在异常，但不危及自身和他人的生命安全。

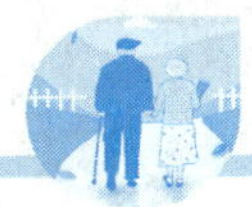

护理员应对需要二级心理护理的老年人进行有针对性的心理健康教育，做好心理护理工作，至少每月评估一次老年人的心理健康状况。

（四）三级心理护理

需要三级心理护理的老年人有轻度的心理问题，但症状已缓解、心理状态已基本稳定，不危及自身和他人的生命安全。

护理员应合理安排需要三级心理护理的老年人的日常生活，尽力使其心理需求得到满足。同时，护理员应鼓励这类老年人积极参加社交活动，为其正常融入社会做适应性准备。

心系桑榆

心理关爱点亮农村老年人“心灯”

陈婆婆是四川省遂宁市安居区西眉镇双山村村民，她和老伴关系不好，经常吵架。一年前，老伴不幸患上阿尔茨海默病，从那以后，陈婆婆变得越来越容易激动。

2022 年，双山村申报了四川省老年人心理关爱点，由西眉镇马家卫生院负责实施。卫生院的工作人员花了将近一年的时间，经常找陈婆婆谈心，做心理疏导，进行心理干预，最终帮助她恢复了正常生活。

陈婆婆的故事是遂宁市关爱老年人心理健康行动的一个缩影。遂宁市实施老年人心理关爱项目以来，先后申报了 5 个省级老年人心理关爱点，通过在关爱点摸底排查，发挥专业团队力量，对像陈婆婆这样一度处于“心理临界点”的老年人进行了心理干预。

“我们通过问卷调查的方式，对关爱点的老年人进行逐一问询，分析每个人的心理健康问题，然后按照临界人群和高危人群进行分类干预。”遂宁市卫生健康委相关负责人介绍，“我们定期对迫切需要心理关爱且行动不便的老人进行一对一上门心理疏导，同时对他们的家人进行亲情教育，引导他们多关心老人。此外，我们还不定期地开展丰富多彩的娱乐活动，带动他们参与社会活动，从而极大地缓解了他们的孤独感。”

为确保老年人心理关爱工作走深走实，遂宁市成立了市级关爱行动专家组，负责关爱行动的技术指导、专业培训和指导评估，指导各关爱点规范开展老年人心理健康服务。目前，5 个关爱点各配备了一名老年人心理关爱行动联络员，负责组织和实施各辖区老年心理关爱活动。

一年来，5 个关爱点共完成 1 721 名 65 岁以上老年人心理关爱问卷调查，共筛查出一般人群 1 663 人、临界人群 42 人、高危人群 16 人。干预临界人群和高危人群 58 人次，干预率 100%，干预有效率 100%，无转诊病例。

（资料来源：邹立杨、张霞，《遂宁：心理关爱点亮农村老年人“心灯”》，中国新闻网，2023 年 12 月 29 日，有改动）

五、老年人心理护理的差异化策略

老年人的心理需求并非单一、同质化的，不同文化程度的老年人在认知方式、价值观念、情感表达及社会适应性等方面存在显著差异。因此，老年人心理护理不能采取“一刀切”的模式，而应基于个体的文化程度进行差异化设计。总体来说，老年人心理护理的差异化策略包括以下几个方面。

（一）高文化程度老年人的心理护理策略

高文化程度老年人多具有较强的认知能力与独立思考能力，重视自我价值实现与精神层面的共鸣，在面对衰老、疾病或社会角色转变时，他们易产生较大的心理落差，从而出现失落或焦虑的情绪。

在对高文化程度老年人进行心理护理时，护理员应充分尊重其主体性和独立性，以平等的姿态与其进行沟通，避免居高临下的说教或过度谦卑的恭维。同时，护理员应引导这类老年人理性地看待衰老过程，为其提供拓展认知的渠道与发挥专长的平台，让其充分发挥自身的知识优势和社会经验，帮助其重建社会角色认同，从而满足其高层次的精神需求与自我实现的愿望。

（二）中等文化程度老年人的心理护理策略

中等文化程度老年人具备基本的信息理解能力，但对复杂理论的理解能力稍欠缺；在日常生活中较为务实，重视家庭关系；对子女依赖度适中，既希望获得子女关心，又不愿过多“添麻烦”；乐于参加社交活动，期望在集体中获得归属感和认同感；往往容易因社会角色变化、社交圈更新、生活能力下降等因素而感到焦虑。

在对中等文化程度老年人的进行心理护理时，护理员应尽量贴近生活，关注其生活中的实际困难，结合这类老年人熟悉的生活场景进行引导，提出具象化建议，避免抽象化表述；还应注重这类老年人的情感体验，引导其多参加贴近生活、富有乐趣的集体活动，从而增强其在社会交往中的存在感，缓解其心理压力。

（三）低文化程度老年人的心理护理策略

低文化程度老年人的语言表达能力和抽象思维能力相对较弱，常依赖直观感受和生活经验来做出判断，情感表达直接，多从家人、邻里等熟悉的群体中获得安全感，对复杂的信息与陌生的环境易产生恐惧与抵触情绪。

在对低文化程度老年人进行心理护理时，护理员应采用通俗直白的语言，避免使用专业术语；还应重视情感陪伴，而非形式化的关怀，展现出真诚的态度、持久的耐心，从而获得这类老年人的信任，让其感受到被接纳、被重视，在互动中获得心理慰藉。

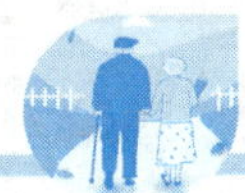

任务实施

实践操作——老年人心理健康状况评估

【任务描述】

选择一位老年人对其进行心理健康状况评估。

【实施流程】

（1）每个学生选择一位老年人作为心理健康状况评估的对象。

（2）学生可运用观察法、访谈法、查阅法等方法和人格量表、情绪量表、疾病认知问卷等工具评估老年人的心理健康状况，并对评估结果进行整理、总结，形成简短的评估报告。

（3）学生提交评估报告。教师随机挑选几名学生上台展示评估报告，并进行评价。

学习成果自测

1. 填空题

（1）心理健康是人在成长和发展过程中，__________、__________、行为适当、人际和谐、适应变化的一种完好状态。

（2）认知功能包括__________、记忆力、思维能力等。

（3）心理护理是指运用__________的理论和技能，积极影响护理对象的心理状态，以达到较理想目的的过程。

（4）__________是心理护理的初始阶段。

（5）______________是指目标较明确、针对性较强，用以解决老年人特异性心理问题的心理护理。

2. 单项选择题

（1）下列关于老年人心理健康的说法，不正确的是（　　）。

A．心理健康是老年人健康的充分条件

B．心理健康包括个体的内部协调和外部适应两个方面

C．消极的心态会对老年人的生理健康产生负面影响

D．心理健康是老年人实现良好社会适应的重要前提

（2）下列选项中，不属于老年人心理护理目标的是（　　）。

A．帮助老年人改善人际关系

B．帮助老年人调整心理状态

C．让老年人的心态年轻化

D．提高老年人的社会适应能力

（3）常用的收集老年人信息的方法不包括（　　）。

A．观察法　　B．访谈法

C．查阅法　　D．预测法

（4）王大爷有轻度的心理问题，但症状已缓解、心理状态已基本稳定，不危及自身和他人的生命安全。护理员应为他提供（　　）。

A．特级心理护理　　B．一级心理护理

C．二级心理护理　　D．三级心理护理

（5）下列关于老年人心理护理的说法，正确的是（　　）。

A．要通过心理护理消除老年人的一切负面情绪

B．应将需要特级心理护理的老年人送入专业医疗机构

C．有意识心理护理的效果比无意识心理护理的效果好

D．护理员要满足老年人的所有心理需要

3．简答题

（1）简述老年人心理健康的意义。

（2）简述老年人心理健康的标准。

（3）简述老年人心理护理的原则。

（4）简述老年人心理护理的程序。

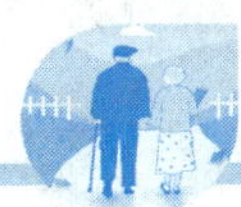

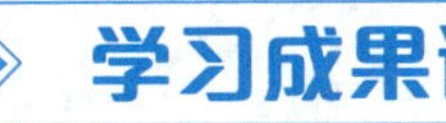

进行学习成果评价，并将评价结果填入表 1-1 中。

表 1-1　学习成果评价表

班级		组号		日期	
姓名		学号		指导教师	
项目名称	老年人心理护理概述				
评价项目	评价内容	分值	自我评分	教师评分	
理论知识（40%）	心理健康的概念	5			
	老年人心理健康的现状、意义和标准	10			
	老年人心理护理的目标和原则	10			
	老年人心理护理的程序	10			
	老年人心理护理的实施形式和分级	5			
实践技能（40%）	能够判断老年人是否心理健康	10			
	能够准确地向老年人科普心理健康知识	10			
	能够收集老年人心理护理需要的信息	10			
	能够辨别老年人需要的心理护理等级	10			
综合素养（20%）	遵守课堂纪律，积极回答问题	5			
	养成细致、专注、严谨的学习态度	5			
	了解政府为促进老年人心理健康所做的努力，恪守爱老之责，为实施积极应对人口老龄化国家战略贡献力量	5			
	认识老年人心理健康的意义，提高对老年人心理健康的重视程度	5			
合计		100			
自我评价					
教师评价					

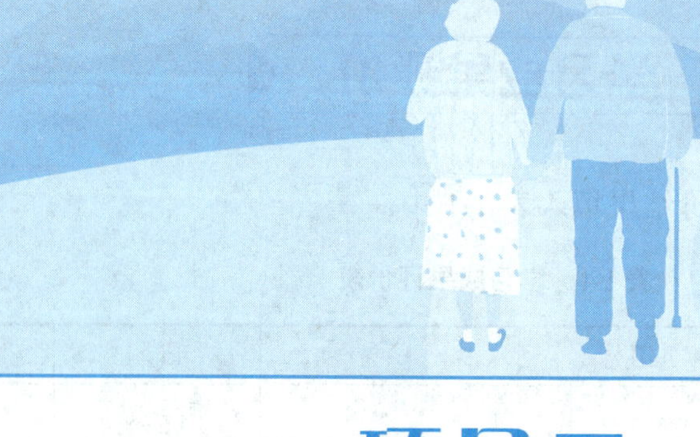

项目二 老年人认知变化及其应对

项目引言

认知是指个体认识和理解事物的心理过程，或对信息进行加工和应用的过程，包括感觉、知觉、记忆、思维、想象和语言等。随着年龄的增长，老年人的认知能力逐渐退化，并在一定程度上影响着老年人的生活自理能力和心理健康水平。为了延缓老年人认知能力退化速度，维护老年人心理健康，护理员应了解老年人认知能力的变化情况，并学会如何积极应对。

知识目标

- 掌握老年人视觉、听觉、味觉、嗅觉的变化及其应对。
- 掌握老年人躯体感觉和知觉的变化及其应对。
- 熟悉老年人记忆力的特征和改善老年人记忆力的措施。
- 熟悉老年人思维能力的特征和提高老年人思维能力的措施。

素质目标

- 理解老年人认知变化带来的问题，并能够具体问题具体分析，灵活地采取相应措施。
- 强化敬老助老意识，努力让老年人过上有品质、有尊严的晚年生活。

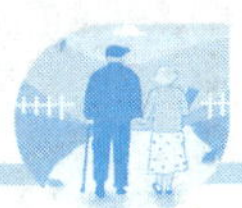

任务一　老年人感知觉变化应对

任务导入

赵大爷，65 岁，退休前是一名小学教师。从 50 岁开始，赵大爷就感觉自己在备课和批改作业时难以集中视线，有时还看不清书上的字。佩戴老花镜后，这种情况得到了改善。但近年来，赵大爷感觉自己的视力一年不如一年，即使佩戴着老花镜，眼前也经常雾蒙蒙的。

李大爷，71 岁，退休前从事电焊工作。退休后，李大爷听力下降明显。看电视时，即使音量已经调得很大，他还是感觉听不清楚。家人跟李大爷说话也要大声呼喊，不然他没有反应。

林阿姨，66 岁，家庭主妇。最近，林阿姨的儿子每次回家吃饭都觉得母亲准备的菜肴特别咸。儿子告诉她高盐饮食容易引发心脑血管疾病，可林阿姨总说盐放少了自己尝不出味道。

蔡大爷，73 岁。最近降温了，蔡大爷的女儿给他准备了厚衣服、帽子和手套，还嘱咐他出门多穿点，可蔡大爷说没感觉有多冷，而且穿多了容易上火。没过几天，蔡大爷就感冒了。

思考：

（1）老年人的感知觉容易发生哪些变化？

（2）护理员应如何应对老年人感知觉变化？

知识讲解

一、老年人视觉与听觉的变化及其应对

了解老年人视觉与听觉的变化，可以帮助护理员更好地理解老年人，从而为其提供有针对性的心理护理。

（一）老年人视觉的变化及其应对

1．老年人视觉的变化

视觉是一种重要的感觉，对人的信息接收和处理能力、判断能力有着显著的影响。对于老年人而言，随着年龄的增长，视觉通常呈现退行性变化。老年人视觉的变化主要表现为视力下降、视野缩小、色觉减弱、对比敏感度下降等。

（1）视力下降。随着年龄的增长，老年人晶状体的弹性逐渐降低，眼睛的调节能力下降，导致近距离视物模糊，出现“老花眼”。

（2）视野缩小。视野是用单眼固定地注视前方一点时，所能看到的空间范围。老年人眼皮周边肌肉力量下降，上眼皮易下垂，从而出现生理性的视野变窄。这使得他们在行走时难以看到周围的障碍物，增加了跌倒的风险。

（3）色觉减弱。年龄越大，视觉系统处理色彩的能力越弱，因此老年人分辨颜色的能力会逐渐下降。

（4）对比敏感度下降。对比敏感度是指在不同明暗背景下辨识目标的能力。随着年龄的增长，老年人的对比敏感度逐渐下降。通常，在较强烈的明暗对比下，老年人才易于辨识目标。在光线较暗或灰尘较多时，即对比度不足的情况下，老年人辨识目标较困难。

2．应对老年人视觉变化的措施

（1）使用助视器。助视器包括眼镜、望远镜、放大镜（见图 2-1）等。如果视力下降影响了老年人的正常生活，护理员可以建议老年人使用助视器。

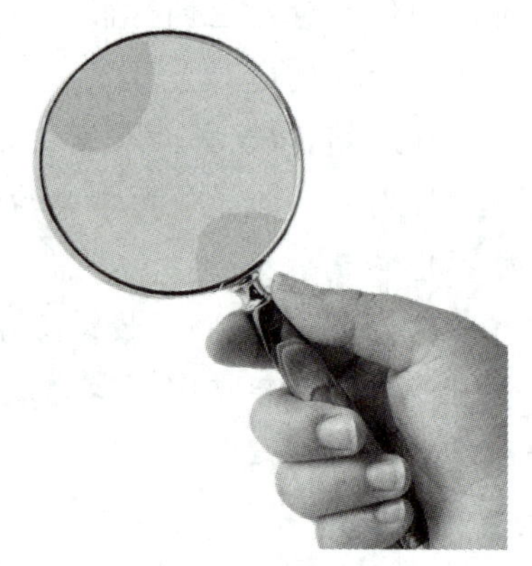
图 2-1　放大镜

（2）改善用眼环境。改善用眼环境的措施包括改善室内照明条件，将老年人使用的电子设备调整到合适的亮度、对比度，将电子设备的字体设置为大号字体，等等。

（3）定期检查视力。定期检查视力有助于及早发现老年人的视力问题。如果视力下降是由眼部疾病引起的，护理员应及时协助老年人就医。

（4）适当放松眼睛。护理员可以指导老年人通过用热毛巾敷眼部、做眼保健操、定时眺望远方等方式来缓解视觉疲劳。

课堂讨论

随着移动互联网和智能设备的迅速普及，手机在老年人的生活中扮演起日趋重要的角色，许多老年人甚至患上了“手机依赖症”。然而，专家指出，老年人长时间盯着电子屏幕，不仅容易导致眼睛疲劳，引起视力下降，还容易引发干眼，加速白内障等眼部疾病的发展。

你认为可以采取哪些措施来帮助老年人跳出“数字沉迷”，从而预防过度使用手机带来健康隐患？

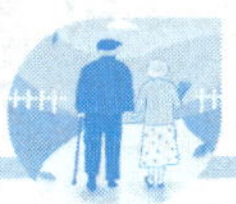

（二）老年人听觉的变化及其应对

1. 老年人听觉的变化

人在接收信息的过程中，听觉所起的作用仅次于视觉。老年人听觉的变化主要表现为听力下降、声音敏感度降低、辨别声音方向的能力下降等。

（1）听力下降。随着年龄的增长，老年人听觉系统逐渐老化，听力逐渐下降。

（2）声音敏感度降低。通常，老年人首先会对鸟叫声、昆虫叫声等高频声音变得不敏感，然后逐渐会对所有声音都变得不敏感。

（3）辨别声音方向的能力下降。人们通常根据左右耳接收到的声音的时间差异、音量差异等，来判断声音来自哪个方向。听觉系统老化使得老年人区分声音的能力下降，从而难以辨别声音方向。

2. 应对老年人听觉变化的措施

（1）养成良好的耳部卫生习惯。护理员应提醒老年人注意保持耳部清洁，定期为老年人清理耵聍。

（2）避免长时间暴露在嘈杂环境中。噪声容易对老年人的听力造成损害，因此护理员应尽量避免老年人长时间处于嘈杂环境中。如果暂时无法避免，护理员应指导老年人通过使用耳塞或耳罩来保护听力。

（3）定期检查听力。定期检查听力有助于及时发现老年人的听力问题。护理员应提醒老年人每年至少进行一次听力检查。如果听力问题是疾病导致的，护理员应建议老年人就医，根据具体情况接受药物治疗或手术治疗。

（4）使用助听器（见图 2-2）。如果听力下降影响到了老年人的正常生活，护理员可建议老年人在医生的指导下佩戴助听器。

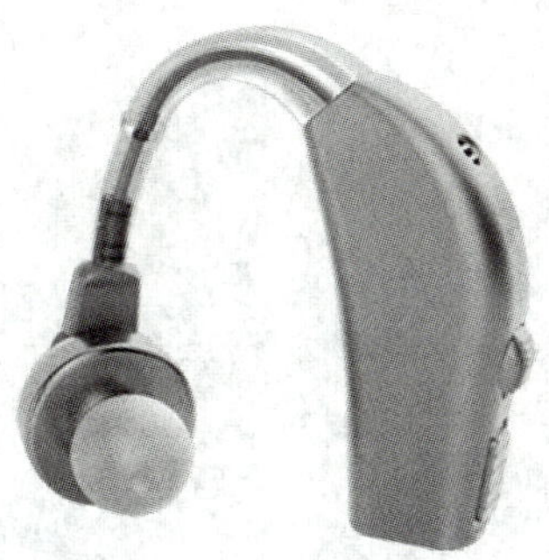

图 2-2　助听器

（5）注意药物的副作用。某些药物（如抗生素类药物）容易对听力造成负面影响。护理员如果发现老年人服用药物后出现听力问题，应及时报告医护人员。

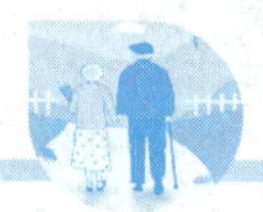

二、老年人味觉与嗅觉的变化及其应对

味觉和嗅觉不仅有助于人们感知食物味道和各种气味，而且与人们的情感、记忆、社交活动等紧密相连。护理员应关注老年人味觉和嗅觉的变化，并及时采取措施来帮助老年人应对这些变化。

（一）老年人味觉的变化及其应对

1．老年人味觉的变化

味觉是辨别食物味道的感觉，基本味觉有甜、酸、咸、苦四种。老年人味觉的变化主要表现为对味道的分辨能力下降和味觉阈限提高。

（1）对味道的分辨能力下降。随着年龄的增长，老年人舌头上的味蕾数量会逐渐减少，这导致他们对味道的分辨能力日益下降。

（2）味觉阈限提高。老年人通常需要更高的刺激强度才能感受到特定的味道。例如，老年人的咸味阈限和甜味阈限比年轻人高，也就是说，老年人要想获得和年轻人一样的味觉感受，需要在食物中添加更多的食盐或糖。

2．应对老年人味觉变化的措施

（1）保持口腔卫生。护理员应提醒老年人按时刷牙、定期清洁舌头，以减少口腔感染，提高味觉敏感度。

（2）避免过度刺激。护理员应提醒老年人减少对刺激性食物（如生姜、辣椒、芥末等）的摄入，避免过度刺激导致味觉减退。

（3）多元化饮食。护理员应提醒老年人尽量摄入多样化的食物（见图 2-3），避免老年人因味觉衰退而挑食，导致营养摄入不足。

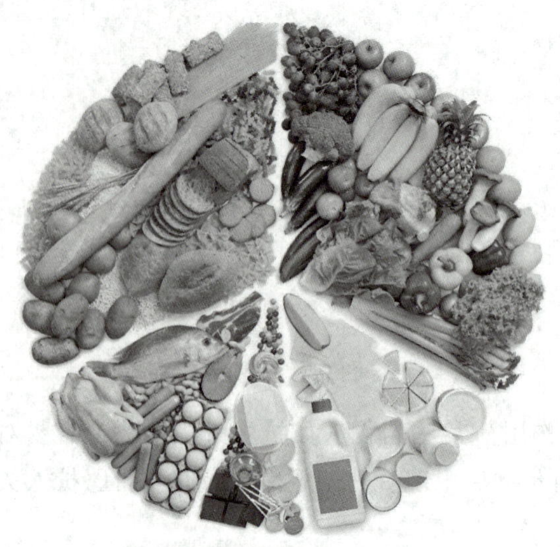

图 2-3　多样化的食物

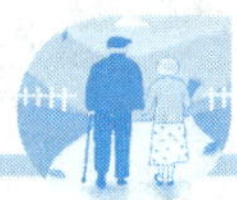

（4）戒烟限酒。烟草和酒精会破坏味蕾细胞，导致老年人味觉敏感度下降。此外，烟草和酒精还可能增加老年人患口腔疾病（如牙龈炎、牙周炎）的风险，从而影响老年人的味觉。因此，护理员应提醒老年人尽量戒烟限酒。

（5）关注生理健康。老年人味觉减退可能是由正常衰老造成的，也可能是由帕金森病、糖尿病、冠心病、肝病等疾病引起的。如果味觉减退伴随疾病的相关症状出现，护理员应建议老年人及时就医或直接报告医护人员。

（二）老年人嗅觉的变化及其应对

1. 老年人嗅觉的变化

嗅觉是辨别物体气味的感觉。老年人嗅觉的变化主要表现为对气味的分辨能力下降和嗅觉阈限提高。

（1）对气味的分辨能力下降。由于嗅觉功能退化，老年人对气味的分辨能力逐渐下降，尤其是分辨相近气味的能力。

（2）嗅觉阈限提高。嗅觉阈限是指能够被个体察觉到的某种气味的最小浓度。研究表明，老年人的嗅觉阈限比年轻人要高，这意味着老年人需要更强烈的刺激才能与年轻人获得同样的嗅觉感受。老年人会因嗅觉阈限提高而无法及时察觉到潜在的危险。例如，老年人若闻不到焦味，就无法及时察觉火灾风险。

2. 应对老年人嗅觉变化的措施

（1）保持鼻腔卫生。护理员可指导老年人经常使用清水或生理盐水清洗鼻腔，以缓解鼻腔干燥和炎症。

（2）避免接触致敏物质。烟雾、粉尘、油漆等物质可能会刺激鼻腔黏膜，导致过敏和炎症。护理员应尽量避免老年人接触致敏物质。如果暂时无法避免，护理员应提醒老年人佩戴口罩或面罩。

（3）进行嗅觉训练。嗅觉训练有助于提高老年人的嗅觉敏感度。护理员可以让老年人反复嗅不同气味的物质，从而刺激老年人的嗅觉神经元，改善老年人的嗅觉功能。

（4）关注生理健康。冠心病、糖尿病等疾病可能会影响嗅觉敏感度。护理员应关注老年人的身体状况，及时发现可能导致嗅觉变化的疾病并报告医护人员。

芳香疗法延缓老年人认知障碍

2023年9月15日，上海市长宁区天山路街道认知障碍非药物干预芳香小组活动在社区综合为老服务分中心举行。本次活动旨在帮助老年人舒缓身心，增强记忆，预防和延缓认知症，进一步提高他们晚年生活的幸福感。

活动开始前，芳香师在香薰机中倒入少许佛手柑精油。淡淡的香气为活动现场营造出舒缓放松的氛围。芳香师向在场的老年人问道："大家闻到佛手柑的香味了吗？有没有什么不一样的感觉？"

在香味的萦绕之下，芳香师开始向现场老年人讲述芳香疗法的概念和原理。芳香疗法是以从植物中萃取的芳香物质为媒介，通过按摩、泡澡、嗅等方式缓解身心不适的疗法，可以在一定程度上预防和延缓老年人认知障碍。

在本次芳香疗法活动中，芳香师还指导老年人进行了嗅觉训练游戏。芳香师将一些香味明显的食物（如面包、柑橘、香蕉等）放在老年人面前，指导老年人去闻食物的气味，从而提高老年人的嗅觉敏感度。

（资料来源：徐梦露，《芳香可以延缓认知症？这群老人组团体验了一把》，
"上海长宁"微信公众号，2023 年 9 月 16 日，有改动）

三、老年人躯体感觉的变化及其应对

（一）老年人躯体感觉的变化

躯体感觉能让人感知和适应周围环境的不同刺激，对于人的生存和健康至关重要。老年人躯体感觉的变化主要表现为皮肤感觉减退和本体感觉减退。

（1）皮肤感觉减退。皮肤感觉包括触觉、温度觉、痛觉等。随着年龄的增长，老年人的触觉、温度觉、痛觉的敏感度下降，感觉阈限升高，皮肤痛点减少。这可能会影响老年人对刺激的感知能力，导致日常生活中的一些危险情况（如烫伤、割伤等）不易被及时察觉。

（2）本体感觉减退。本体感觉是肌肉、肌腱和关节等对躯体的空间位置、姿势、运动状态和运动方向的感觉。老年人本体感觉减退主要表现为平衡感变差，导致站立不稳或步态不稳，增加跌倒的风险。

（二）应对老年人躯体感觉变化的措施

（1）进行按摩。对老年人的身体各部位（如脸部、四肢、躯干）进行推、揉、按、拿等多种形式的按摩，有助于促使老年人恢复触觉和痛觉。

（2）锻炼肢体功能。为了增强肢体稳定性，提升老年人的平衡感，护理员可以指导老年人进行锻炼肢体功能的训练，如靠墙静蹲等。此外，护理员还可以指导老年人参加球类运动，以提高老年人的平衡感、协调能力和身体柔韧性。适合老年人的球类运动主要有乒乓球、羽毛球（见图 2-4）、台球和健身球等。

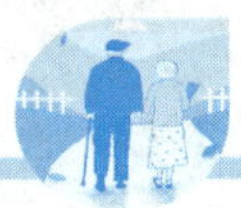

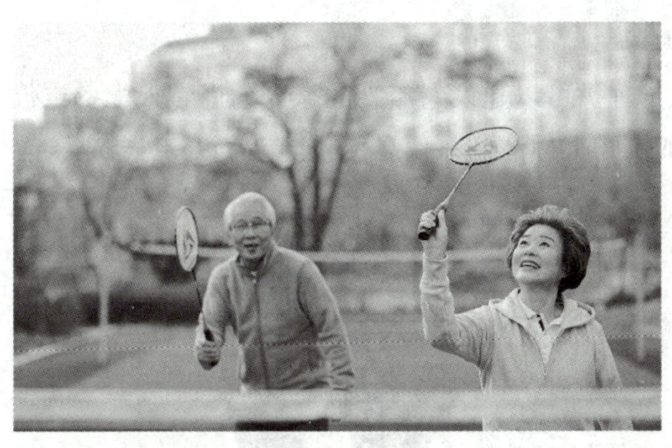

图 2-4　打羽毛球的老年人

（3）保护皮肤。护理员应提醒老年人注意保持皮肤清洁，并使用润肤露、护手霜等减轻皮肤的干燥程度。此外，护理员还应提醒老年人避免皮肤受到强光、强风的刺激，在必要时，可使用面罩、帽子、伞具等来保护皮肤。

（4）治疗相关疾病。如果老年人躯体感觉减退是由神经系统疾病或其他疾病引起的，护理员应协助老年人尽快就医。

四、老年人知觉的变化及其应对

知觉包括空间知觉、言语知觉、时间知觉和运动知觉。下面主要介绍老年人空间知觉和言语知觉的变化及其应对。

（一）老年人空间知觉的变化及其应对

1. 老年人空间知觉的变化

如何预防老年人走失

空间知觉是认识外界物体空间特性的知觉，包括方位知觉、距离知觉、形状知觉和大小知觉。随着年龄的增长，老年人的空间知觉可能会出现以下变化：

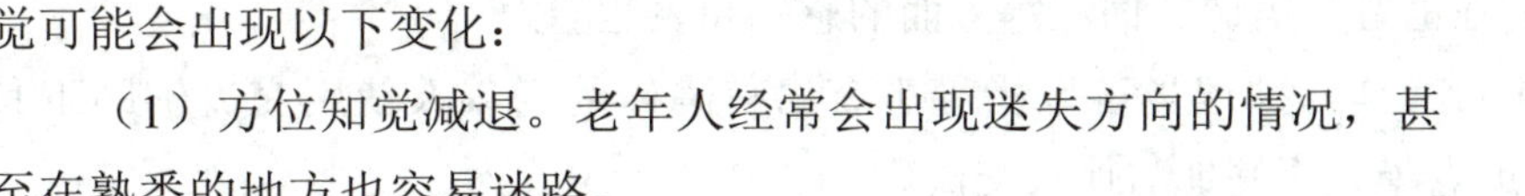

（1）方位知觉减退。老年人经常会出现迷失方向的情况，甚至在熟悉的地方也容易迷路。

（2）距离知觉减退。老年人可能会难以判断自身与物体之间的距离，导致在行走时发生意外。例如，老年人在下楼梯时，可能会因为判断不准楼梯踏步的高度而踩空。

（3）形状知觉减退。随着年龄的增长，老年人可能会难以准确区分形状相似的物体。

（4）大小知觉减退。老年人可能无法准确判断物体的大小，从而给日常生活带来不便。

2. 应对老年人空间知觉变化的措施

（1）鼓励玩拼搭游戏。拼图、拼积木等游戏有利于加强老年人对空间的理解，从而提升老年人的空间感知能力。

（2）引导观察空间。护理员在生活中应多引导老年人观察建筑物、道路等，以提高老年人的定位和定向能力。

（3）预防走失。护理员可以建议老年人的家人为老年人配备定位手环（见图 2-5）等定位工具，或在老年人的衣物上标注联系信息，预防老年人走失。

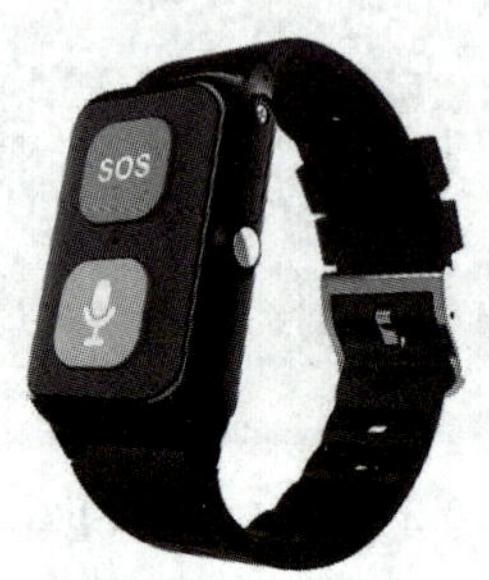

图 2-5　定位手环

（二）老年人言语知觉的变化及其应对

1．老年人言语知觉的变化

言语知觉是通过对言语的感知而获得信息的过程。随着年龄的增长，老年人的言语知觉可能会出现以下变化：

（1）言语知觉减退。大部分老年人的言语知觉减退都是生理性衰老导致的。言语知觉减退的主要表现包括语音识别障碍、语调感知减退、语境理解困难等。

（2）出现语言障碍。一些疾病也会导致语言障碍，如脑卒中、帕金森病、阿尔茨海默病等。在这种情况下，护理员应建议老年人及时去医院就诊。

2．应对老年人言语知觉变化的措施

（1）鼓励交流。交流有助于老年人提高言语理解和表达能力。护理员应鼓励老年人多与他人交流，在老年人表达观点时给予积极的反馈，让他们更加自信地表达自己的想法。

（2）引导参加语言活动。语言活动包括朗诵、唱歌、演讲等。引导老年人积极参加语言活动，可以锻炼他们在语音、语调、词汇等方面的感知和表达能力。

（3）使用交流辅助工具。护理员可以指导患有语言障碍的老年人使用交流辅助工具（如写字板等），以帮助老年人更好地与他人交流。

任务实施

进行调研——老年人的感知觉变化

【任务描述】

以小组为单位，通过调研，了解老年人的感知觉变化并提出建议。

【实施流程】

（1）学生自由分组，每组 2～3 人。

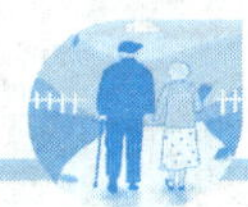

（2）每组选择一位老年人作为了解对象，通过口头询问、电话询问、问卷调查等方式了解老年人的感知觉变化情况，并针对老年人的具体情况提出建议。用录音或录视频的方式记录调研过程及老年人的反馈。

（3）学生对音频或视频材料进行整理、加工后提交，教师进行评价。

任务二　老年人记忆力变化应对

任务导入

夏奶奶年轻时记忆力超群，但过了 60 岁，她就开始有点记不住事了。她现在 70 岁，记忆力下降得更加明显，近几个月更是经常忘事。例如，她想从冰箱里拿牛奶，打开冰箱门就忘了该干什么；出门不久，想不起来自己有没有锁门……

有一次，她将一锅汤放在炉子上炖着，转身就忘记了，等儿子回家后才发现锅在干烧着，险些发生火灾。夏奶奶的儿子吓坏了，怀疑夏奶奶患上了阿尔茨海默病，于是带她去医院做检查。经医生诊断，夏奶奶并未患病。医生告诉夏奶奶的儿子，记忆力减退是很多老年人都会出现的问题，并不一定意味着患有疾病。

思考：

（1）老年人记忆力有哪些特征？

（2）如何帮助夏奶奶改善记忆力？

知识讲解

一、老年人记忆力的变化

记忆力是识记、保持和再现知识或经验的能力。老年人的记忆力通常随着年龄的增长而减退，但这并不是绝对的，因为记忆力还与个体的健康状况、生活习惯等有关。从整体上来看，老年人的记忆力通常会出现以下变化：

（1）近期记忆力减退。近期记忆是对最近经历的记忆。随着年龄的增长，老年人近期记忆力的减退往往比长期记忆力的减退更为明显。例如，老年人可能会清晰地记得年轻时发生的事情，却忘记刚刚与他人交谈的内容。

（2）机械记忆力减退。机械记忆是依据事物的外在联系，对信息的简单重复记忆。随着年龄的增长，老年人的机械记忆力逐渐减退。例如，老年人往往难以记住电话号码。

（3）记忆速度变慢。老年人的反应速度和处理信息的速度都会随着年龄的增长而减慢，这也会影响记忆速度。老年人往往需要更多的时间来记住新的信息，同时也需要更多的时间来回忆过去的信息。

（4）记忆保持时间缩短。与年轻人相比，老年人往往会更快地遗忘已记住的信息。

二、应对老年人记忆力变化的措施

阿尔茨海默病、冠心病、脑肿瘤等疾病都会导致老年人记忆力减退。因此，老年人如果出现记忆力明显减退的情况，护理员应协助老年人到医院就诊，以明确原因。如果是疾病导致的记忆力减退，护理员应协助老年人及时接受治疗。如果是正常衰老导致的记忆力减退，护理员可通过以下措施帮助老年人改善记忆力。

（一）进行记忆训练

下面介绍几种适合老年人的记忆训练方法。

1．物品记忆训练

（1）向老年人展示 4 件生活中常见的物品，让老年人在较短的时间内（一开始可设定为 40～50 秒，然后慢慢缩短）迅速记住。

（2）将物品遮住，让老年人说出刚刚所看到的物品的名称。

（3）若老年人不能迅速答对，可以将物品数量减少至 3 件；若老年人可连续答对 5 次，可适当增加物品的数量。

2．故事记忆训练

（1）为老年人讲一则小故事，时长以 1 分钟以内为宜。故事可以是虚构的，也可以是基于真实事件改编的。

（2）讲完故事之后，让老年人回忆故事中的细节或关键词。如果老年人在回忆的过程中遇到困难，可以给予他们一些提示。

3．电话号码记忆训练

（1）将一串电话号码（最好是老年人家人的电话号码）分成 3 段说出来，让老年人分别复述。

（2）待老年人将 3 段电话号码都记下来之后，可让老年人将 3 段电话号码组合起来，并复述出来。

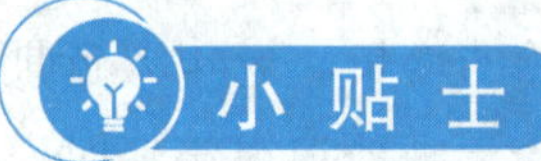

护理员在平时的训练中应让老年人多次重复记忆紧急联系人的电话号码，这样不仅可以改善老年人的记忆力，还可以让老年人在有需要时能及时求助。

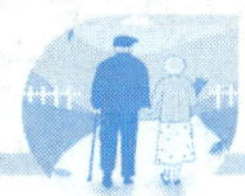

4. 地图记忆训练

（1）准备一张范围不大的地图，如老年人所在小区或养老机构的设施分布图。

（2）展示地图，让老年人在较短的时间内记住地图中的关键信息。

（3）将地图遮住，就地图中的信息向老年人提问，如看到了哪些建筑物或道路，两个建筑物之间的位置关系如何，等等。

5. 制作和使用记忆力相册

（1）制作记忆力相册。

制作记忆力相册的步骤如下：

① 收集照片。护理员与老年人一起收集与老年人有关的照片，包括个人照片、与家人的合影等。

② 分类整理。将照片按照时间、地点或人物等进行整理，制作相册。护理员可指导或协助老年人在记忆力相册（见图 2-6）的每一页上标注分类标签，以便老年人能够根据相关信息快速找到照片。

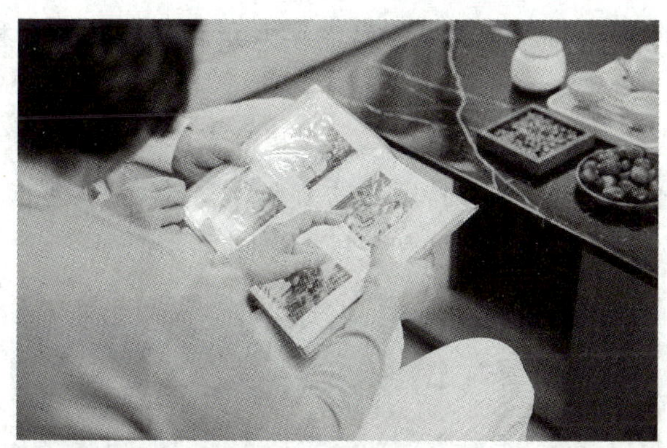

图 2-6　记忆力相册

③ 添加注释。护理员可指导或协助老年人在相册的每一页上添加注释，以帮助老年人在每次翻阅相册时回忆照片背后的故事。在添加注释时，护理员可以建议老年人通过改变字体大小和颜色，或添加装饰等来强调重要的时刻或事件，如老年人的生日、结婚纪念日或旅游经历等。

④ 制作索引。护理员可以指导老年人在相册的首页制作索引，列出照片数量、页码等信息，以帮助老年人快速找到他们感兴趣的照片。

（2）使用记忆力相册。

护理员可指导老年人翻阅记忆力相册，并尝试回忆照片中的故事。若老年人在回忆时有困难，护理员可以提醒老年人查看照片旁的注释。护理员还应建议老年人在日常生活中经常翻阅记忆力相册，以增强记忆效果。

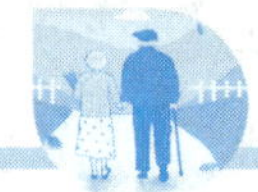

小贴士

记忆力相册的制作是一个不断添加新内容的过程，不用强求一次性制作完成。护理员可在日常生活中持续地用照片记录老年人的生活，并将其添加到记忆力相册中，从而不断地丰富相册内容。这对改善老年人记忆力有很大的帮助。

（二）进行有氧运动

有氧运动是以增强机体有氧代谢能力为目的的耐力性运动，包括快走、慢跑、游泳等。有氧运动能加快血液循环，为大脑提供更多的氧气，促进大脑的代谢和神经元活动，进而改善老年人的记忆力。

护理员在指导老年人进行有氧运动时，需要注意以下事项：

（1）提前了解老年人的身体状况和运动史，为其制订合适的运动计划。

（2）指导老年人在运动前热身，并告知老年人正确的运动姿势和技巧，以免其因运动不当而受伤。

（3）指导老年人进行多样化的有氧运动，以提高老年人的运动兴趣。

（4）指导老年人在运动过程中保持适当的节奏，学会休息，避免过度疲劳。

（5）指导老年人在运动后进行拉伸和放松，如图 2-7 所示。

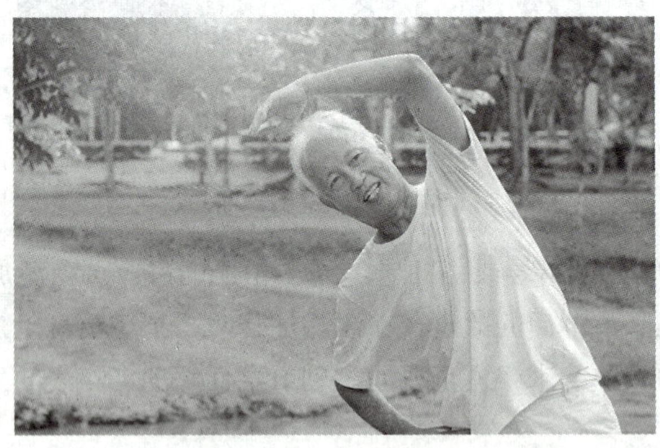

图 2-7　在运动后进行拉伸的老年人

（三）帮助老年人养成良好的睡眠习惯

如何指导老年人纠正不良睡眠习惯

睡眠对记忆力有重要影响。睡眠不足会导致大脑缺氧和脑功能紊乱，进而影响记忆力。为了帮助老年人养成良好的睡眠习惯，护理员可采取以下措施：

（1）指导老年人保持规律的睡眠时间，以培养睡眠节律。

（2）为老年人营造安静、舒适的睡眠环境。例如，确保老年人

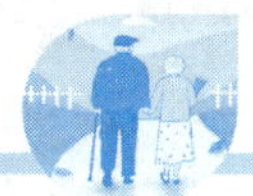

的床铺舒适，枕头高度合适；在老年人睡觉时为其关好门窗，避免外界噪声刺激。

（3）提醒老年人在睡前勿摄入咖啡、茶、酒精或其他含有咖啡因的饮料，勿进食。

（4）指导老年人在睡前进行放松活动（如冥想、深呼吸等）。

（5）如果老年人出现失眠、夜间频繁醒来、睡眠时呼吸暂停等现象，应协助老年人及时就医。

心系桑榆

有温度的“记忆咖啡”店

在上海市浦东新区某社区文化活动中心一楼，有一家名为“记忆咖啡”的店铺。这家咖啡店是老年认知障碍友好社区试点单位，制作咖啡与为顾客端咖啡的，均为患有轻度认知障碍的老年人。

该社区依托“记忆咖啡”店，打造“忘不了咖啡”特色品牌，招聘患有轻度认知障碍的老年人，组成经营团队，开展特色训练活动，让老年人在为他人提供服务的过程中不断提高交往能力和记忆力，并获得归属感。

在“记忆咖啡”店中，经过选拔和培训的老年人被亲切地称为“金牌宝贝”。他们不仅会为顾客制作咖啡、端咖啡，还会请顾客品尝他们泡的咖啡花茶，如图 2-8 所示。

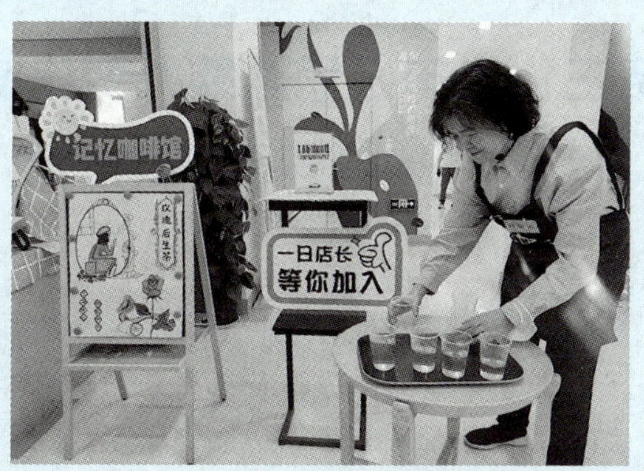

图 2-8 正在泡咖啡花茶的老年人

除了成立“记忆咖啡”店以外，该社区还将咖啡店附近打造成了沉浸式老年认知康复中心。在这里，老年人享受着愉快的晚年生活，不仅有专业的咖啡师为老年人讲解咖啡的制作方法，还有志愿者陪着老年人一起做手工。老年人可以在黑板上为自己贴上劳动勋章，也可以在天台上种满自己喜欢的花。

此外，该社区还通过社区联动、社企联盟，搭建了关于认知障碍康复的信息平台，方便用户进行学术交流、信息共享和模拟体验等，并开展了一系列主题科普教育、定向特色培训活动，为患有轻度认知障碍的老年人带来温暖和关爱。

（资料来源：徐晓阳，《上海有家记忆咖啡店，员工是想提升记忆或有认知障碍的老人》，澎拜新闻，2021 年 5 月 14 日，有改动）

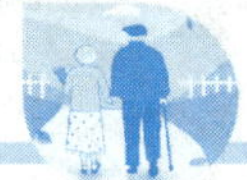

任务实施

情景模拟——改善老年人的记忆力

【任务描述】

钱爷爷今年七十岁，经营面馆已有数十载。他向来手脚麻利、记忆力好，点餐、结账从未出过差错，面馆生意一直很红火。但近几个月来，他发现自己的记忆力越来越差，客人刚说过的话他转眼就忘了，经常一个问题反复问好几遍，偶尔还会记混菜品，给客人上错餐。更让他无奈的是，他总是不记得账本、钥匙放在哪儿，连光顾多年的老主顾，他也经常叫不出名字。面对这些变化，钱爷爷深感力不从心，担心自己再也撑不起这家面馆了，内心十分沮丧。

【实施流程】

（1）学生自由分组，每组 3～5 人。

（2）讨论钱爷爷的认知变化和相应的应对措施。

（3）选出组员扮演钱爷爷和护理员，模拟改善钱爷爷记忆力的情景。

（4）教师根据情景模拟的情况进行点评。

任务三　老年人思维能力变化应对

任务导入

张爷爷今年 78 岁，由于老伴去世得早，十几年来张爷爷都是独自生活。最近，张爷爷的女儿察觉到，张爷爷不愿意进行思考，反应变得迟钝，日常生活能力也逐渐下降。

张爷爷退休前从事会计工作，对数字非常敏感。但退休后，他的计算能力和推理能力都下降了。生活中，张爷爷原本是一个很独立、能干的人，但他现在事事都不愿意动脑筋，力所能及的事也不想自己完成了。

如何提高张爷爷的思维能力

思考：

（1）老年人思维能力有哪些特征？

（2）应如何提高张爷爷的思维能力？

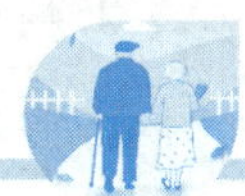

知识讲解

一、老年人思维能力的变化

思维能力包括逻辑思维能力、形象思维能力等。逻辑思维能力是指借助判断、推理等思维形式认识事物的能力。形象思维能力是指以事物具体的形象、形态为基础，借助联想、想象、幻想等思维形式来理解事物或进行创造的能力。从整体上看，老年人的思维能力通常会出现以下变化：

（1）思维速度减慢。随着认知功能的老化，老年人的思维速度减慢，往往需要花费较长的时间来认识事物或做出决策。

（2）思维灵活性下降。老年人往往更容易出现思维固化的情况，难以适应新的思维方式或难以从不同的角度去思考问题。

（3）逻辑思维能力下降。老年人的判断能力、分析能力、推理能力、解决问题的能力可能会有所下降。老年人常常难以将新信息与已有的经验进行有效整合，容易犯逻辑错误，或难以准确地找出问题的核心。

（4）形象思维能力下降。视觉、触觉等感知能力的下降，使老年人难以准确地感知物体的形状、颜色、质感等属性，进而影响了老年人的形象思维能力。

二、应对老年人思维能力变化的措施

思维能力的弱化在不同老年人身上的表现程度不同。有的老年人仍具有较强的思维能力，甚至不乏创造性思维。有的老年人会出现严重的思维障碍。为了帮助老年人提高思维能力，护理员可采取以下措施。

（一）进行思维能力训练

思维能力训练能帮助老年人更好地理解信息、解决问题和做出决策。下面介绍一些适合老年人进行的思维能力训练。

1．颜色分类训练

颜色分类训练不仅可以提高老年人对颜色的认知能力和敏感度，还可以锻炼老年人的手眼协调能力。下面介绍两种颜色分类训练的方法：

（1）准备红色、蓝色、绿色的卡片各三张（积木、小球也可）。先向老年人分别展示每一张卡片，让老年人辨别卡片的颜色；然后将卡片的顺序打乱，让老年人根据颜色将这些卡片分成三部分。在老年人熟练掌握颜色分类技巧后，可以逐渐加入其他颜色的卡片。

（2）准备一些卡片，卡片的背景为某种颜色，但卡片上的汉字表示另一种颜色（如红色卡片上面写有汉字“绿”)。先让老年人在看到卡片的瞬间说出卡片背景的颜色，在老年人可以不受汉字的干扰准确说出卡片背景颜色之后，让老年人将卡片按照背景颜色进行分类。

2．形状分类训练

（1）准备不同形状的积木（见图 2-9）各若干块，让老年人辨别每块积木的形状。

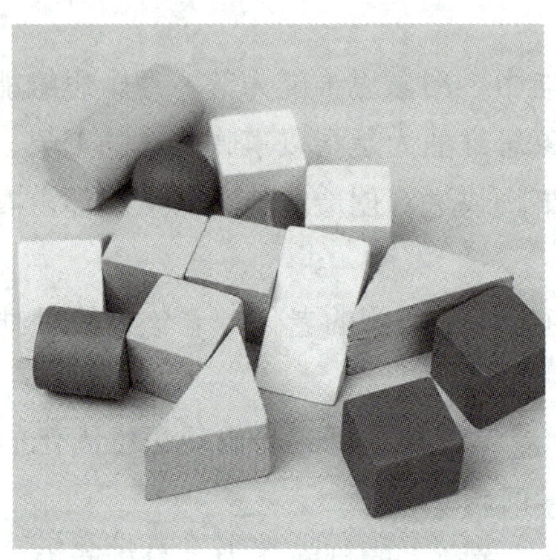

图 2-9　不同形状的积木

（2）将积木的顺序打乱，让老年人根据形状对积木进行分类。在老年人熟练掌握形状分类的技巧后，可以再加入更多形状的积木。

3．拼图训练

（1）选择符合老年人认知能力的拼图，并为老年人讲解拼图训练的规则。

（2）在桌子上放置所有的图片块，引导老年人动手拼图（见图 2-10）。在老年人拼图时，护理员可以适当给出一些提示，以帮助老年人拼出正确的图案。

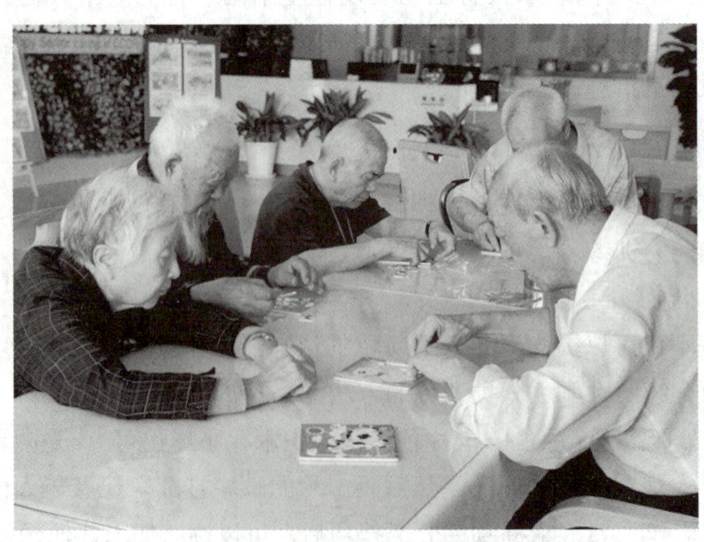

图 2-10　正在拼图的老年人

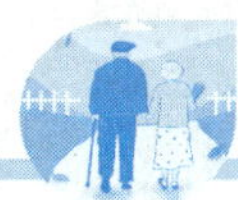

4. 模拟购物训练

模拟购物训练既可以锻炼老年人的计算能力、记忆能力和决策能力，也可以帮助老年人更好地理解日常购物中的预算和花费情况，提高老年人的生活自理能力。护理员可以通过以下方法指导老年人进行模拟购物训练：

（1）列出购物清单并确定预算。护理员可以与老年人一起，根据日常需要，列出需要购买的物品及其数量，并确定预算。

（2）计算单项物品支出。护理员可以给出每种物品的单价，让老年人计算每种物品的花费。例如，护理员假设苹果每千克 10 元，让老年人根据需要的数量计算自己买苹果需要花费的金额。

（3）计算总支出。护理员指导老年人根据每种物品的支出计算总支出。

（4）判断是否超出预算。如果超出，护理员应引导老年人思考如何节约开支。

5. 寻找数字变化规律训练

（1）在纸上写下一段有规律的数列，并将其中的一个数字用括号代替，如 1，3，5，7，（　　），11。

（2）指导老年人仔细观察数列中数字的关系和变化规律，如相邻两个数字之间的关系、数字的递增或递减规律等。

（3）在找出数字的变化规律后，指导老年人根据规律在括号中填写缺失的数字。

（4）指导老年人验证自己的答案是否正确。如果答案错误，则应指导老年人重新思考，并再次尝试填写。

（二）帮助老年人保持学习习惯

学习新知识有利于不断地锻炼老年人的大脑，使老年人保持较高的思维水平。护理员应通过多种方式鼓励老年人积极学习，帮助老年人保持学习习惯。下面介绍一些帮助老年人保持学习习惯的措施：

（1）选择合适的学习方式。护理员应建议老年人选择适合自己身体状况的学习方式。例如，如果老年人视力很差，护理员可建议其选择一些不需要过度用眼的学习方式，如听音频课程、参加讨论小组等。此外，护理员还可以鼓励老年人通过上老年大学、上网学习等多种方式持续不断地学习。

（2）明确学习目标。学习感兴趣的内容能提高老年人的学习积极性和效果。护理员可以根据老年人的兴趣爱好，帮助他们找到想要学习的领域，并设定明确的学习目标。这些目标可以是长期的，如学会一门乐器；也可以是短期的，如学习使用智能手机。

（3）提供学习资源。为了帮助老年人实现学习目标，护理员应为老年人提供必要的学习资源，如书籍、报纸、杂志、电视节目、网络课程等。

（4）定期回顾和反馈。护理员应鼓励老年人在学习过程中记录学习进展、与他人分享学习成果，并给予积极的反馈。

（5）鼓励老年人在社交中学习。护理员可以鼓励老年人加入兴趣小组、老年俱乐部等，通过互动增强学习动力，提高学习兴趣。

（6）帮助老年人解决学习中的问题。护理员应鼓励老年人主动提问，并通过网络检索、向他人请教等方式帮助老年人解决学习中遇到的问题。

心系桑榆

手工制作点亮晚年生活

为锻炼辖区老年人的动手能力，提高手脑灵活度和思维敏捷度，丰富老年人的闲暇生活，江苏省苏州市苏州工业园区娄葑街道开展了丰富多彩的老年人手工制作活动。这些活动在帮助老年人锻炼手脑、放松身心之余，进一步加深了老年人之间的交流，营造了和谐友爱的邻里氛围，让他们感受到了晚年生活的乐趣。

手工钩织 妙手生花

该街道邀请了辖区内对手工钩织有兴趣的老年人参加手工钩织泡芙花的活动。活动现场，指导教师首先介绍了钩针的基本针法，并细致讲解和展示了钩织泡芙花的步骤。老年人跟着指导教师一步一步进行，做出了许多栩栩如生的泡芙花。

巧手密缝 走近盘扣

该街道还开设了春季公益课“苏工盘扣初级”，让老年人走近盘扣技艺，感受中华优秀传统文化的魅力。盘扣又称“盘纽”或“中国扣”，可用来系衣服或做装饰品，图案多具有浓郁民族情趣和吉祥意义，深受群众喜爱。志愿者们向老年人近距离展示了盘扣艺术品，并带领老年人制作了简单的盘扣胸针。

巧手巧思 做中国结

编织被称为“指尖上的艺术”，为进一步传承与弘扬传统手工技艺，该街道组织开展了“巧手制作中国结”手工编织活动。活动现场，志愿者首先为大家讲解了中国结的由来和含义，给参与活动的老年人分发针线包，提醒活动注意事项。然后，指导教师耐心讲解了编织的基础知识，并通过视频让大家更细致地观摩结绳过程。每位老年人都学习得十分认真。在操作过程中，老年人绕绳、打结、打穗，遇到困难时互相交流，经过一个多小时的努力，终于制作出了一个个红红的中国结。

娄葑街道开展的一系列手工制作活动，在提高老年人动手能力和思维能力的同时，也让老年人体验到了中华优秀传统文化的魅力，收获了满满的幸福感。

（资料来源：娄小轩，《娄葑街道：巧手悦身心 邻里一家亲》，苏州工业园区管理委员会官网，2023 年 4 月 11 日，有改动）

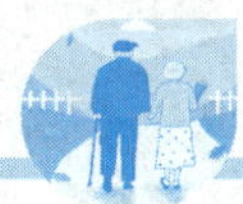

任务实施

实践操作——老年人智能手机学习活动方案设计

【任务描述】

为了帮助辖区老年人更好地了解和使用智能手机，融入智能化社会，丰富辖区老年人的精神文化生活，提高辖区老年人的思维能力，某社区养老服务中心准备开展“玩智能手机 享银龄生活”老年人智能手机学习活动。

【实施流程】

（1）学生自由分组，每组4～6人。

（2）小组成员在讨论后撰写活动方案，方案内容应包括活动的时间、地点、内容、参与人员、流程等。

（3）教师挑选几组上台展示，并进行评价。展示过程中，各组需清晰地阐述活动方案的各项内容，并回答教师和其他同学的提问。教师应从合理性、实用性、创新性等方面对方案进行评价，并对方案中存在的问题和不足提出改进意见。

学习成果自测

1. 填空题

（1）老年人视觉的变化主要表现为____________、视野缩小、色觉减弱、对比敏感度下降等。

（2）味觉是辨别食物味道的感觉，基本味觉有甜、酸、咸、__________四种。

（3）____________包括触觉、温度觉、痛觉等。

（4）____________是识记、保持和再现知识或经验的能力。

2. 单项选择题

（1）下列关于老年人视觉的说法，正确的是（　　）。

A．随着年龄的增长，老年人的晶状体弹性逐渐提高

B．视野是用双眼固定地注视前方一点时，所能看到的空间范围

C．做眼保健操能缓解老年人的视觉疲劳

D．在对比度较强的情况下，老年人辨别目标是很困难的

（2）下列选项不属于空间知觉的是（　　）。

A．方位知觉　　B．形状知觉

C．距离知觉　　D．方向知觉

（3）下列关于老年人躯体感觉的说法，正确的是（　　）。

A．老年人的触觉、温度觉、痛觉的敏感度提高

B．老年人的感觉阈限下降，皮肤痛点减少

C．老年人本体感觉减退导致日常生活中的一些危险情况（如烫伤、割伤等）不易被及时察觉

D．本体感觉是肌肉、肌腱和关节等对躯体的空间位置、姿势、运动状态和运动方向的感觉

（4）下列关于老年人记忆力的说法，正确的是（　　）。

A．机械记忆是依据事物的外在联系，对信息的简单重复记忆

B．老年人与年轻人在机械记忆方面没有很大区别

C．老年人往往不会遗忘已记住的信息

D．随着年龄的增长，老年人长期记忆力的减退往往比近期记忆力的减退更为明显

（5）下列关于老年人思维能力的说法，正确的是（　　）。

A．形象思维能力是指借助判断、推理等思维形式认识事物的能力

B．有的老年人仍具有较强的思维能力

C．老年人思维能力的变化与认知功能的老化无关

D．老年人逻辑思维能力的下降都是疾病引起的

3．简答题

（1）简述应对老年人视觉变化的措施。

（2）简述应对老年人味觉变化的措施。

（3）简述应对老年人躯体感觉变化的措施。

（4）简述改善老年人记忆力的措施。

（5）简述提高老年人思维能力的措施。

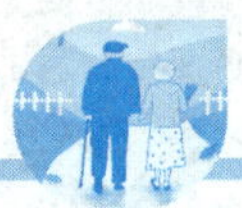

学习成果评价

进行学习成果评价，并将评价结果填入表 2-1 中。

表 2-1　学习成果评价表

班级		组号		日期	
姓名		学号		指导教师	
项目名称	老年人认知变化及其应对				
评价项目	评价内容	分值	自我评分	教师评分	
理论知识（40%）	老年人视觉与听觉的变化	8			
	老年人味觉与嗅觉的变化	6			
	老年人躯体感觉的变化	6			
	老年人知觉的变化	6			
	老年人记忆力的特征	8			
	老年人思维能力的特征	6			
实践技能（40%）	能够帮助老年人应对视觉与听觉的变化	6			
	能够帮助老年人应对味觉与嗅觉的变化	6			
	能够帮助老年人应对躯体感觉的变化	6			
	能够帮助老年人应对知觉的变化	6			
	能够帮助老年人改善记忆力	8			
	能够帮助老年人提高思维能力	8			
综合素养（20%）	遵守课堂纪律，积极回答问题	5			
	养成细致、专注、严谨的学习态度	5			
	理解老年人认知变化带来的问题，并能够具体问题具体分析，灵活地采取相应措施	5			
	强化敬老助老意识，努力让老年人过上有品质、有尊严的晚年生活	5			
合计		100			
自我评价					
教师评价					

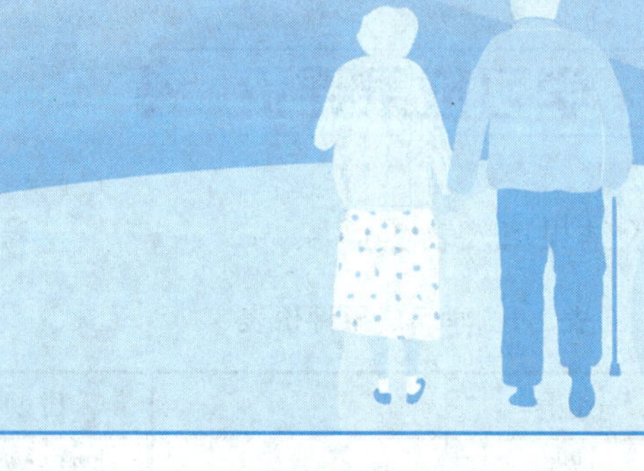

项目三
老年人情绪识别与调节

项目引言

随着年龄的增长，老年人往往需要面临生理功能、经济状况、社会角色等方面的变化。这些变化容易导致老年人产生焦虑、恐惧、孤独等消极情绪。持续性的消极情绪将对老年人的身心健康造成严重的负面影响。为了提高老年人心理健康水平，为老年人提供优质的心理护理服务，护理员需要学会识别与调节老年人的消极情绪。

知识目标

- 了解情绪的外部表现。
- 了解老年人的情绪特征。
- 熟悉常见的老年人消极情绪。
- 掌握调节老年人情绪的程序。
- 掌握调节老年人情绪的方法。

素质目标

- 将孝老、敬老、爱老融入工作的每个环节，并注重培养敏锐的洞察力，从而及时识别老年人的情绪问题。
- 能够设身处地地为老年人着想，忧老年人之所忧，并努力为其排忧解难。

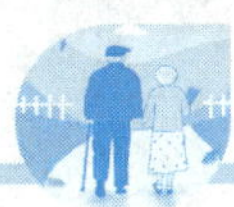

任务一　老年人情绪识别

任务导入

林奶奶，75岁，丧偶，已独居5年。林奶奶育有两个儿子和一个女儿。儿子们在外地工作，女儿在本地安家并会在每个周末过来看望林奶奶。

林奶奶患有腿疾，行走非常缓慢。她平时很少出门，大多数时间都是一个人待在家里，每天的娱乐活动就是看电视。她和亲戚、朋友联系较少，人际关系比较疏远。

林奶奶患有胃病，做过胃部手术。她经常觉得胃不舒服，需要通过每日服药来控制病情。最近，林奶奶饭吃得很少，人也日渐消瘦。她担心自己的胃病加重，但又不愿意出门看医生，每天在家唉声叹气，越来越觉得生活没有意思。

思考：

（1）林奶奶有哪些消极情绪？

（2）林奶奶产生消极情绪的原因有哪些？

知识讲解

一、情绪的外部表现

情绪是指个体对于客观事物是否符合自身需要而产生的心理体验及相应的行为反应。个体在认识客观世界和进行各种活动时，对于接触到的事物总会产生一定的态度。如果某事物符合个体需要，个体就会对它产生肯定态度，从而引起满意、愉快、欢乐等心理体验；如果某事物不符合个体需要，个体就会对它产生否定态度，从而引起愤怒、悲伤、忧愁等心理体验。

情绪通常伴随着特定的外部表现，主要包括面部表情、姿态表情和言语表情。

（一）面部表情

面部表情是情绪的主要表现形式。额眉部、眼鼻部和口唇部这三部分肌肉运动的不同组合，构成了不同的面部表情，表达着不同的情绪。

表3-1列出了几种常见的面部表情及其表达的情绪。

表 3-1 常见的面部表情及其表达的情绪

面部表情	表达的情绪	面部表情	表达的情绪
嘴角上翘、眼中带着笑意	快乐	眼睛睁大、上眼皮和眉毛上扬、嘴巴张大	惊讶
眉头紧皱、咬紧牙关	愤怒	表情僵硬、舔嘴唇	紧张
面部肌肉紧绷、眼睛睁大、瞳孔缩小	恐惧	哭泣、眉头稍皱、眼睑下垂	悲伤

（二）姿态表情

姿态表情又称“动作表情”，是情绪在身体姿势和四肢动作方面的表现。在不同的情绪状态下，人们的姿态表情往往不同。例如，人在欢乐时会手舞足蹈，在悔恨时会捶胸顿足，在悲伤时会肃立低头。

（三）言语表情

言语表情是情绪在语速、语调、语气等方面的表现。例如，人在高兴时语速快、语调高，在悲伤时语速缓慢、语调低沉，在愤怒时语调高、语气严厉。

二、老年人的情绪特征

老年人的情绪特征与老年人的生理变化、社会角色变化等密切相关，具体包括以下几个方面：

（1）情绪稳定性下降。有的老年人容易受到外界影响，情绪波动较大。有的老年人无法控制自己的情绪，容易激动和失态。此外，大脑中的神经递质如多巴胺、肾上腺素等，对于调节情绪起着重要的作用。随着年龄的增长，这些神经递质分泌减少，导致老年人的情绪调节能力下降。

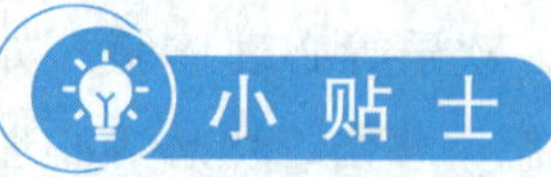

神经递质是指传递神经信息的化学物质。多巴胺是一种重要的神经递质，具有调节躯体活动、精神活动、内分泌的作用；肾上腺素是肾上腺髓质产生的主要激素，交感神经兴奋时分泌增加。

（2）易产生消极情绪。生理功能退化，社会角色、生活环境和生活方式发生变化，子女离家或亲友离世，家庭和社会对老年人的重视程度不足，疾病折磨等，这些因素都容易导致老年人产生消极情绪。

（3）情绪表达保守或困难。老年人通常比较内敛，不习惯直接表达自己的情绪。有些老年人还可能面临认知或沟通障碍，难以准确地表达自己的情绪。

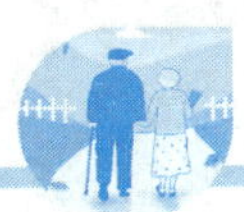

三、常见的老年人消极情绪

常见的老年人消极情绪主要有孤独、焦虑、恐惧、悲伤。

（一）孤独

孤独是一种较常见的老年人消极情绪。老年人常常会产生被疏远、被抛弃和不被他人接纳的感觉。对于不与伴侣、子女同住的老年人来说，其孤独情绪可能更加强烈。短暂的孤独情绪通常不会造成心理问题，但长期的孤独情绪可能会严重影响老年人的心理健康。

（二）焦虑

焦虑是个体预料将会有某种不良后果或模糊威胁出现时产生的一种不愉快情绪。焦虑也是常见的老年人消极情绪，主要表现为担心、不安、紧张等。身体功能退化、社会角色变化、经济收入减少、疾病折磨、家庭关系紧张等因素都可能诱发老年人的焦虑情绪。长期的焦虑情绪会影响心理健康，增加老年人患焦虑症、抑郁症等疾病的概率。

（三）恐惧

恐惧是个体企图摆脱或逃避危险情境而又感到无能为力时产生的一种情绪。恐惧通常是由特定情境或物体导致的，有明确的触发因素。例如，随着年龄的增长，老年人身体机能下降，容易感觉到生命的脆弱和不可掌控性，进而产生对死亡的恐惧。

（四）悲伤

悲伤的老年人（见图 3-1）情绪低落、意志消沉，对生活中的事物失去兴趣，常常感到无力、沮丧和绝望。当老年人失去亲人、朋友时，他们可能会感到极度的悲伤。生活中的压力、身体上的不适、过去的心理创伤等因素也可能会让老年人感到悲伤。

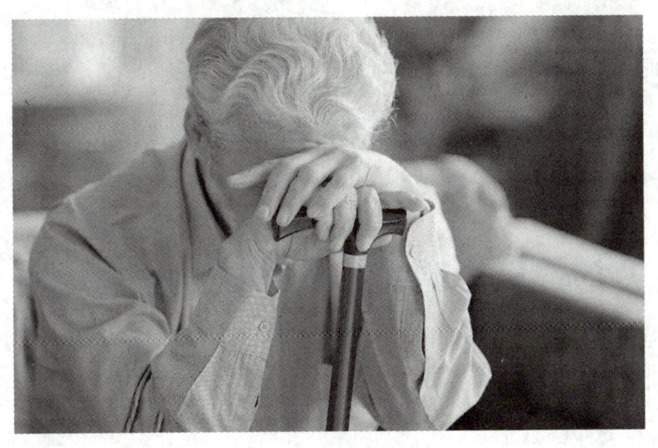

图 3-1　悲伤的老年人

护理员如何鼓励老年人走出悲伤情绪

同步案例

帮助老人度过节后“孤独期”

国庆节刚过，某社区养老服务中心的护理员敲响了空巢老人的家门，陪着老人聊天，帮助老人度过节后“孤独期”。

“一下子都走了，家里又只有我一个人了，空荡荡的，真不习惯。”76 岁的陈大爷平时独居，子女都在外地工作，并各自安了家。陈大爷的老伴去世后，孩子们都想把老父亲接到身边，可陈大爷比较执拗，说对老地方有感情，不愿离开。

国庆节前，儿子、女儿带着孙子、外孙女回来探望陈大爷。小孩子跑来跑去，子女嘘寒问暖，可把陈大爷乐坏了。假期结束，孩子们都走了，再回来要等到春节。热闹的氛围骤然淡去，陈大爷一时适应不了，吃饭没胃口，门也不想出了。护理员小赵来了，说：“大爷，我陪您到院子里走走。”于是，小赵陪着陈大爷在院子里边走边聊天。没多久，陈大爷和小赵碰到几位老邻居。大伙聚在一起，陈大爷的话也多了起来。小赵发现陈大爷的情绪逐渐好转，这才放下心来。

该社区也有其他老人存在类似情况。节后，老人需要一个心理过渡期。对此，该社区养老服务中心的护理员根据平时掌握的信息上门走访，及时帮助老人调节情绪。护理员小赵表示：“子女在离家后，要经常与老人保持联系，关注老人的情绪变化。此外，要多劝说老年人进行自我调节，多参加社区的活动，如下棋、跳舞、养花等，以缓解节后的孤独感。”

任务实施

人物访谈——识别老年人的情绪

【任务描述】

选择一位老年人并了解其情绪状态。

【实施流程】

（1）每个学生选择一位老年人作为了解对象。

（2）通过面对面交谈或打电话等方式了解老年人近期的情绪状态，分析其各种情绪产生的原因，并将相关情况整理成报告。

（3）学生提交报告，教师进行评价。

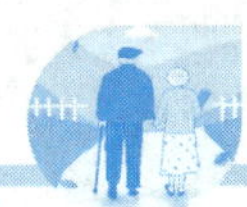

任务二　老年人情绪调节

任务导入

在社区组织的一次老年人心理健康宣传活动中，护理员注意到了总是闷闷不乐的王阿姨。通过询问，护理员了解到了王阿姨的基本信息：67 岁，与丈夫感情和睦，两年前丧偶；育有三女一子，子女皆有自己的工作和家庭，只能周末回家探望；目前独自居住，无经济来源，主要靠子女赡养；年轻时性格开朗，喜欢跟朋友玩扑克牌、打羽毛球、唱歌。

护理员认为王阿姨面临比较复杂的情绪问题：① 因独居而产生孤独、焦虑、悲伤等消极情绪；② 因生活中的各种不顺而烦恼，情绪不稳定；③ 无法走出丧偶之痛。

接下来，护理员采取了一系列措施帮助王阿姨调节情绪：① 让王阿姨宣泄消极情绪，并给予她情感上的支持；② 让王阿姨认识到情绪的客观性，提高王阿姨对情绪的认知；③ 让王阿姨转移注意力，推荐她参加社区的各项活动，特别是棋牌、羽毛球、唱歌等活动；④ 主动找王阿姨了解活动情况，鼓励王阿姨和社区的其他老年人交朋友，扩大王阿姨的交际圈；⑤ 引导王阿姨对情绪进行自我管理，帮助王阿姨分析消极情绪产生的原因，促使王阿姨主动面对并解决自己的情绪问题。

思考：

（1）调节老年人情绪的程序是怎样的？

（2）为了帮助王阿姨调节情绪，护理员采用了哪些方法？

知识讲解

一、调节老年人情绪的程序

情绪调节有利于促进老年人的身心健康，提高老年人的生活质量。下面介绍调节老年人情绪的程序：

（1）帮助认识情绪。在帮助老年人调节情绪之前，护理员首先应让老年人认识到情绪具有客观性，即情绪是身体和心理的自然反应，本身无好坏之分。此外，护理员还应让老年人了解情绪的种类、特点等，提高老年人对情绪的认知。

（2）鼓励接受消极情绪。护理员应为老年人讲解消极情绪的积极意义（见表 3-2），鼓励老年人接受自己的消极情绪。但是，消极情绪具有积极意义，并不意味着应该故意制造消极情绪，而是应该正确地应对。

表 3-2　消极情绪的积极意义

消极情绪	积极意义
孤独	促使人们在没有他人的支持和陪伴时，学会自我照顾、自己解决问题
焦虑	提醒人们关注潜在的问题，促使人们采取有效的应对措施
恐惧	提醒人们注意潜在的危险，帮助人们提高警惕，做好自我保护
悲伤	帮助人们正确面对挫折和失去，让人们更加珍惜现在拥有的东西
后悔	帮助人们认识到自身的局限性，避免重蹈覆辙

（3）鼓励表达情绪。护理员可以通过向老年人提出开放式问题，如“您今天感觉怎么样”“您最近有什么烦心的事情吗”，来鼓励老年人自由地表达自己的情绪。此外，护理员还应鼓励老年人使用明确的语言表达自己的情绪，如“我感到快乐”“我感到焦虑”等。这既有助于老年人更好地掌握自己的情绪，也有助于护理员采取更有针对性的心理护理措施。

（4）提供心理支持。心理支持可让老年人感到被关心，进而增强他们表达情绪的积极性。当老年人表达自己的情绪时，护理员应耐心地倾听，及时给予积极的反馈，如“我理解您的感受”“您做得很好”，不应粗暴地打断或武断地评判他们的情绪表达。

消极情绪对老年人心理和身体健康的负面影响

（5）引导自我管理情绪。护理员可以帮助老年人分析哪些情境、人物容易引起他们的情绪反应，以及老年人在面对这些情境、人物时的情绪反应习惯等。此外，还应向老年人介绍一些调节情绪的方法，引导他们在日常生活中主动地调节情绪。

（6）及时寻求专业人士的帮助。持续性的消极情绪会对老年人心理和身体健康产生较大的负面影响。因此，护理员应避免让老年人长时间处在消极情绪之中。如果经过心理护理，老年人的消极情绪还是无法缓解，护理员应建议老年人寻求专业心理咨询师的帮助。

二、调节老年人情绪的方法

（一）宣泄法

宣泄法是一种将情绪和压力释放出来的情绪调节方法。需要注意的是，运用宣泄法并不意味着老年人可以随意发泄情绪，伤害自己或他人，而是要通过合理的方式来释放情绪。以下是宣泄法的主要实施方式：

（1）倾诉。将自己积郁的情绪毫无保留地倾诉出来，有助于老年人缓解压力和焦虑

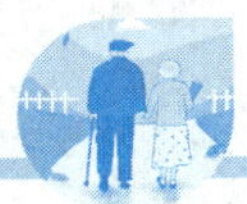

感，释放消极情绪，并获得他人的支持和安慰。此外，老年人倾诉的过程也是加深自我认知的过程。在向他人倾诉时，老年人会更加了解自己的内心世界，从而更好地理解自己的情绪状态和情感需求。

（2）唱歌。通过唱歌（见图 3-2），老年人可以将内心的孤独、焦虑和恐惧等情绪释放出来。此外，演唱欢快、动感的歌曲还可以激发老年人的积极情绪，提高老年人的心情愉悦度。

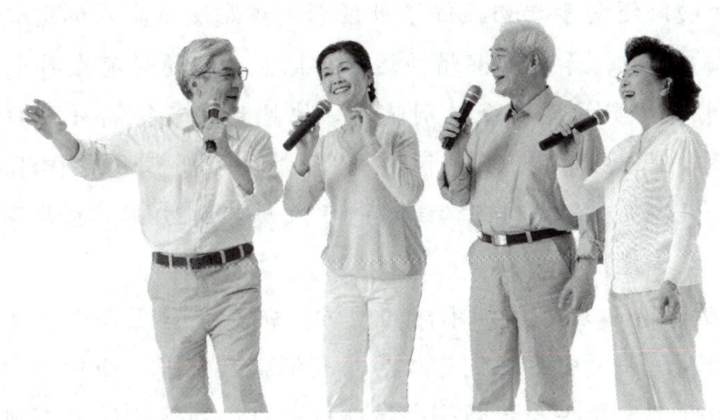

图 3-2　唱歌的老年人

（3）呐喊。呐喊有助于老年人宣泄不满、释放压力，从而达到调节情绪的目的。

（4）哭泣。哭泣可以使人的副交感神经系统发挥作用，具有放松和调节情绪的作用。研究表明，人在哭泣后，消极情绪的强度会降低。但需要注意的是，长时间的哭泣对身体反而有害。当老年人的消极情绪得到发泄后，护理员应及时劝慰老年人，使其停止哭泣。

（5）写作或绘画。通过写作、绘画等方式将消极情绪转化为文字或图像，有利于减轻老年人的心理负担，缓解消极情绪。

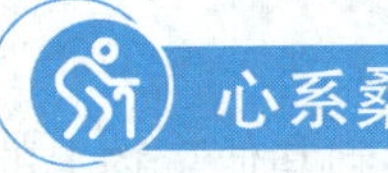

心系桑榆

老人有故事，他们懂倾听

在河北省沧州市运河区公园街道明珠社区，60 岁以上的人口占据了社区总人口的 40%以上，其中不乏独居的高龄老年人。让人欣慰的是，虽然这些高龄老年人平日里没有子女的陪伴，但是他们并不缺少倾诉对象。这一切，都归功于这里的一个爱心社会组织——倾听员团队。这个团队共有 25 名成员，他们用心倾听老年人的故事，用爱为老年人提供陪伴和情绪支持。

83 岁的李奶奶是倾听员走访后确定的倾听对象。一天，倾听员曹某敲开了李奶奶的家门，开展入户志愿倾听服务。虽然曹某已提前和李奶奶约定好拜访时间，可李奶奶见到曹某时还是有些拘谨。

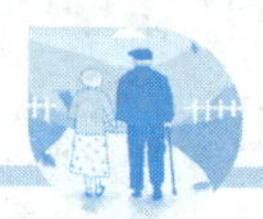

李奶奶长年独居，养了一条宠物狗做伴。由于年轻时做过戏曲团的演员，李奶奶很有气质，但也略显高傲，不那么平易近人。曹某快速找到李奶奶熟悉的话题，主动打破僵局："一看您就气质不凡，早些年您在戏曲团扮演过什么角色呢？"

听到这话，李奶奶慢慢地打开了话匣子，开始向曹某倾诉。从自小练功的艰辛，到扮演刀马旦的压力，再到现在独居的孤独，李奶奶一一向曹某娓娓道来。曹某时不时给出积极回应，并拿笔记录谈话内容。曹某察觉到李奶奶情绪低落，便鼓励李奶奶多参加社区组织的集体活动，还向李奶奶提供了社区老年舞蹈队负责人的电话号码。半个多小时过去了，当曹某离开时，李奶奶热情地送她出门，并邀请她有空再来。

和李奶奶不同，84 岁的庞爷爷特别健谈。他见到曹某很高兴，拉着曹某滔滔不绝地说了近一个小时。曹某看了看表，说道："爷爷，我听说您象棋下得特别好，您喝口水，我陪您下会儿棋吧。"找到有效缓解老年人疲劳的方法，也是倾听员必备的技能之一。

曹某说："倾听员和心理咨询师不同的地方，就在于心理咨询师把老年人当病人，而我们把他们当家人。每次引导他们开口后，我们就只充当一面镜子，不评判他们说的话，主要是通过倾听，让老年人找到一个情绪输出口，帮他们缓解消极情绪，激发他们对生活的热爱。"

"倾听是助老服务的重要组成部分，也是一项互利互惠的大工程。"曹某说，"未来，我们打算扩大服务范围，为离得远的老年人开展电话倾听、网络倾听服务，同时发动全民倾听陪伴助老工程，这会是一个更大、更广、更包容的平台。"

（资料来源：张璐琦，《明珠社区有个倾听团——老人有故事 他们愿意听》，《沧州日报》，2023 年 8 月 19 日，有改动）

（二）注意力转移法

注意力转移法是指将个体的注意力从引起消极情绪反应的刺激情境转移到其他事物上的方法。以下是注意力转移法的具体实施方式：

（1）规避负面回忆。老年人常常对出现情绪问题时的情景记忆犹新。一旦负面回忆被触发，老年人就容易出现消极情绪。因此，护理员应提醒老年人尽量规避负面回忆。例如，过世亲人的遗物常常会让老年人感到悲伤，护理员可以建议老年人将遗物放在不易被看见的地方，以免睹物思人。

（2）培养兴趣爱好。做喜欢的事情能让老年人将注意力从引起消极情绪的事件上转移开，放松身心，找回生活的乐趣。因此，护理员应鼓励老年人培养兴趣爱好。

（3）鼓励参加社交活动。护理员应鼓励老年人多参加社交活动，以扩大老年人的社交圈，增加老年人与他人交流的机会，使老年人获得情感支持，从而缓解孤独和焦虑情绪。

（4）进行运动指导。在运动时，老年人需要将注意力集中在运动任务上，从而暂时忘

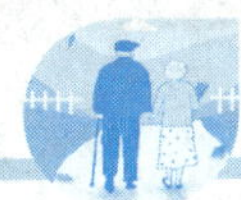

却烦恼和压力。护理员可指导老年人参加一些中、低强度的有氧运动，如散步、慢跑、太极拳等。

（5）鼓励旅游。在旅游（见图 3-3）过程中，观光、文化体验、美食探索等活动可以让老年人转移注意力，产生积极情绪。因此，护理员可鼓励身体条件和经济条件允许的老年人外出旅游。

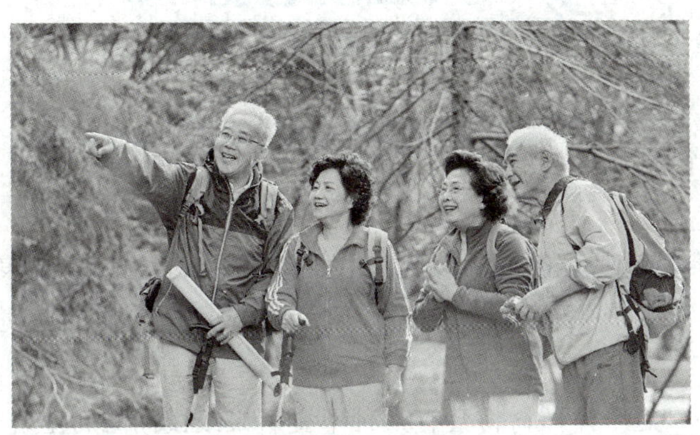

图 3-3　旅游的老年人

（三）积极暗示法

积极暗示法主要包括语言暗示法和行为暗示法。

（1）语言暗示法。护理员可以用积极、肯定的语言（如“您看起来气色好多了”“您很棒”等）来帮助老年人改变消极思维，增强老年人的自信心。此外，护理员也可以指导老年人用积极的语言来进行自我暗示，如“我做得很好”“我进步了”。

（2）行为暗示法。护理员还可以通过肢体动作（如对老年人竖大拇指、拥抱老年人、握住老年人的手等）来表达对老年人的肯定、安抚等，从而缓解老年人的消极情绪。

任务实施

情景模拟——调节老年人的情绪

【任务描述】

周奶奶早年丧偶，子女长期在外地工作，平日里家中十分冷清。因不习惯城市生活，她婉拒了子女接她同住的提议，选择独自居住在熟悉的老家。为了让母亲不感到孤独，子女为她领养了小狗“团团”。此后的五年里，“团团”成了周奶奶重要的情感寄托，为冷清的家带来了生机。近期，“团团”因病去世，周奶奶深受打击，整日情绪低落、沉默寡言、食欲不振，对什么事都提不起兴趣，内心充满了孤独与悲伤。

【实施流程】

（1）学生自由分组，每组 3～5 人。

（2）讨论周奶奶存在的情绪问题和相应的调节措施。

（3）选出组员扮演周奶奶和护理员，模拟调节周奶奶情绪的情景。

（4）教师根据情景模拟的情况进行点评。

学习成果自测

1. 填空题

（1）情绪是指个体对于客观事物是否符合自身需要而产生的________________及相应的行为反应。

（2）情绪通常伴随着特定的外部表现，主要包括面部表情、姿态表情和____________。

（3）老年人常常会产生被疏远、被抛弃和不被他人接纳的感觉，这种消极情绪是____________。

（4）____________是个体预料将会有某种不良后果或模糊威胁出现时产生的一种不愉快情绪。

2. 单项选择题

（1）下列关于面部表情的说法，不正确的是（　　）。

A．嘴角上翘、眼中带着笑意，通常是快乐的表现

B．眉头紧皱、咬紧牙关，通常是愤怒的表现

C．面部肌肉紧绷、眼睛睁大、瞳孔缩小，通常是紧张的表现

D．哭泣、眉头稍皱、眼睑下垂，通常是悲伤的表现

（2）下列关于老年人情绪特征的说法，正确的是（　　）。

A．老年人的情绪特征与老年人的生理变化无关

B．神经递质分泌减少使老年人情绪调节能力提高

C．老年人通常直接表达自己的情绪

D．老年人易产生消极情绪

（3）常见的老年人消极情绪不包括（　　）。

A．焦虑　　B．憎恨

C．悲伤　　D．恐惧

3. 简答题

（1）简述调节老年人情绪的程序。

（2）简述调节老年人情绪的方法。

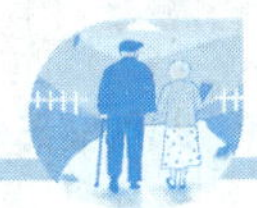

学习成果评价

进行学习成果评价，并将评价结果填入表 3-3 中。

表 3-3　学习成果评价表

<table>
<tr><td>班级</td><td></td><td>组号</td><td></td><td>日期</td><td></td></tr>
<tr><td>姓名</td><td></td><td>学号</td><td></td><td>指导教师</td><td></td></tr>
<tr><td>项目名称</td><td colspan="5">老年人情绪识别与调节</td></tr>
<tr><td>评价项目</td><td colspan="2">评价内容</td><td>分值</td><td>自我评分</td><td>教师评分</td></tr>
<tr><td rowspan="5">理论知识
（40%）</td><td colspan="2">情绪的外部表现</td><td>6</td><td></td><td></td></tr>
<tr><td colspan="2">老年人的情绪特征</td><td>7</td><td></td><td></td></tr>
<tr><td colspan="2">常见的老年人消极情绪</td><td>7</td><td></td><td></td></tr>
<tr><td colspan="2">调节老年人情绪的程序</td><td>10</td><td></td><td></td></tr>
<tr><td colspan="2">调节老年人情绪的方法</td><td>10</td><td></td><td></td></tr>
<tr><td rowspan="2">实践技能
（40%）</td><td colspan="2">能够准确识别老年人的情绪</td><td>20</td><td></td><td></td></tr>
<tr><td colspan="2">能够使用正确的方法调节老年人的情绪</td><td>20</td><td></td><td></td></tr>
<tr><td rowspan="4">综合素养
（20%）</td><td colspan="2">遵守课堂纪律，积极回答问题</td><td>5</td><td></td><td></td></tr>
<tr><td colspan="2">养成细致、专注、严谨的学习态度</td><td>5</td><td></td><td></td></tr>
<tr><td colspan="2">将孝老、敬老、爱老融入工作的每个环节，并注重培养敏锐的洞察力，从而及时识别老年人的情绪问题</td><td>5</td><td></td><td></td></tr>
<tr><td colspan="2">能够设身处地地为老年人着想，忧老年人之所忧，并努力为其排忧解难</td><td>5</td><td></td><td></td></tr>
<tr><td colspan="3">合计</td><td>100</td><td></td><td></td></tr>
<tr><td>自我评价</td><td colspan="5"></td></tr>
<tr><td>教师评价</td><td colspan="5"></td></tr>
</table>

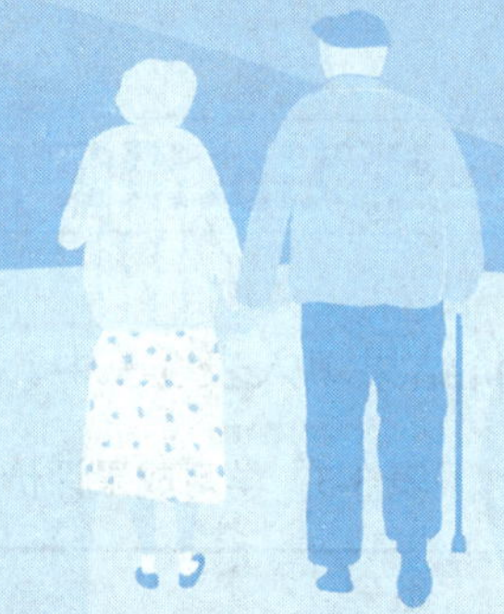

项目四 老年人心身疾病的心理护理

项目引言

在我国，老年人心身疾病的发病率很高，这严重影响了老年人的健康水平和生活质量。除了生理上的治疗，心理护理也有助于改善老年人的健康状况，提高治疗效果。本项目将介绍如何为常见心身疾病老年患者提供心理护理服务。

知识目标

- 熟悉心身疾病的特征和常见类型。
- 了解老年人心身疾病的治疗目标和原则。
- 熟悉高血压、冠心病、糖尿病的概念和主要症状。
- 熟悉高血压、冠心病、糖尿病、癌症老年患者的心理特征。
- 掌握高血压、冠心病、糖尿病、癌症老年患者的心理护理措施。

素质目标

- 理解老年人因疾病产生的心理问题，培养同理心，弘扬人文关怀。
- 认识到心理护理对于治疗老年人心身疾病的重要性，增强责任意识。

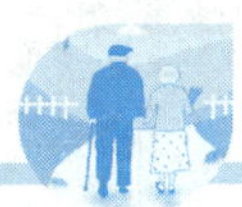

任务一　了解老年人心身疾病

任务导入

李爷爷，68 岁，退休前是某家公司的高管。在职时，他长年承受着很大的工作压力，经常加班，有时候甚至通宵工作。巨大的工作压力和紧张的工作氛围使他逐渐变得情绪不稳定，容易发脾气。某天，他在加班过程中突然感到头痛难忍，被同事们紧急送往医院。经过医生检查，李爷爷患有高血压。之后，李爷爷一直遵医嘱服药。

退休后，李爷爷没有了工作上的压力，但家庭生活却让他感觉不顺心。李爷爷有一个正处于青春期的孙子。最近，他的孙子表现出一些叛逆行为，这让李爷爷非常生气。他常常因为孙子的事情焦头烂额，吃饭也没胃口。

在今年的体检中，李爷爷发现自己的血压波动很大。医生告诉李爷爷，高血压是一种心身疾病，长期的情绪问题会影响血压的控制效果，当人处于焦虑和愤怒状态时，高血压会越发严重。

思考：

（1）什么是心身疾病？心身疾病有哪些特征？

（2）除了高血压之外，常见的心身疾病还有哪些？

知识讲解

一、心身疾病的特征

随着对心身关系研究的不断深入，心理社会因素在许多疾病发生、发展和防治过程中的影响已被确认。心身疾病是指发生、发展和防治与心理社会因素密切相关的综合征或躯体疾病。

小贴士

综合征曾称“症候群”，代表一些相互关联的器官因病变或功能紊乱而同时出现的一群症状，常出现于几种疾病或由几种不同原因引起的疾病。

心身疾病具有以下特征：

（1）受心理社会因素影响。情绪、人格、社会环境等因素对心身疾病的发生、发展和防治有重要影响。例如，焦虑、愤怒等消极情绪可能触发心身疾病或导致心身疾病症状加重。

（2）伴有典型的躯体症状。虽然心身疾病与心理社会因素密切相关，但主要表现为躯体症状。这些躯体症状可能涉及人体多个系统，如神经系统、呼吸系统、循环系统等。

（3）可伴有心理症状。心身疾病患者往往还伴有一些典型的心理症状，如焦虑、紧张、恐惧、抑郁等。

二、心身疾病的常见类型

常见的心身疾病包括以下几类：

（1）与皮肤系统有关的心身疾病包括神经性皮炎、瘙痒症、斑秃、银屑病、慢性荨麻疹、慢性湿疹等。

（2）与骨骼肌肉系统有关的心身疾病包括类风湿关节炎、慢性腰背痛等。

（3）与呼吸系统有关的心身疾病包括支气管哮喘、过度换气综合征、神经性咳嗽等。

（4）与循环系统有关的心身疾病包括高血压、冠心病、阵发性心动过速等。

（5）与消化系统有关的心身疾病包括胃溃疡、十二指肠溃疡、溃疡性结肠炎、过敏性结肠炎等。

（6）与泌尿生殖系统有关的心身疾病包括月经紊乱、经前紧张综合征、功能失调性子宫出血、性功能障碍、原发性痛经等。

（7）与内分泌系统有关的心身疾病包括甲状腺功能亢进症、糖尿病、低血糖、肥胖症等。

（8）与神经系统有关的心身疾病包括痉挛、癫痫等。

（9）其他常见的心身疾病还有突发性聋、癌症等。

三、老年人心身疾病的治疗目标和原则

（一）老年人心身疾病的治疗目标

老年人心身疾病的治疗目标主要包括以下几个方面：

（1）减轻躯体症状。老年人心身疾病治疗的一个重要目标是减轻疾病带来的躯体症状，如头晕（见图 4-1）、头痛、肢体麻木等。

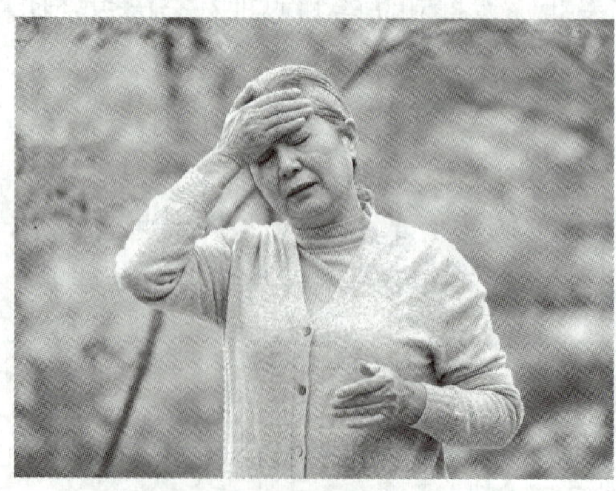

图 4-1　头晕的老年人

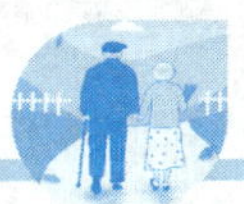

（2）提高生活质量。提高生活质量的具体表现包括改善老年人的睡眠质量，提高老年人的食欲和运动能力，减轻疾病对老年人日常生活的影响，等等。

（3）减轻心理症状。患有心身疾病的老年人往往伴随着孤独、焦虑等消极情绪，甚至面临严重的心理问题，因此缓解老年人的心理症状也是心身疾病治疗的重要目标之一。

（二）老年人心身疾病的治疗原则

老年人心身疾病的治疗应遵循以下几个原则：

（1）综合治疗。治疗老年人心身疾病需要综合多种方法，包括药物治疗、手术治疗、心理治疗等。

（2）关注心理状态。老年人心身疾病往往与心理问题密切相关，因此在治疗过程中，需要关注老年人的心理状态，采取有效的心理干预措施。

（3）个性化治疗。不同的老年人，其病情严重程度、心理需求不同，因此在治疗之前，应针对老年人的具体情况制订个性化治疗方案，以达到最佳的治疗效果。对于躯体症状严重的老年人，应以生理治疗为主，辅以心理治疗。

（4）强调社会支持。社会支持对老年人心身疾病的治疗具有重要作用。在治疗过程中，护理员要积极为老年人争取家庭的关怀和其他相关人员的支持。

课堂讨论

护理员可以为老年人心身疾病的治疗提供哪些帮助？

任务实施

进行调研——了解老年人的心身疾病

【任务描述】

以小组为单位，通过网络查询、实地调研等方式，了解心身疾病老年患者的心理健康现状，并制作心身疾病老年患者心理健康宣传 PPT。

【实施流程】

（1）学生自由分组，每组 3～5 人。

（2）每组选择一种常见的心身疾病，搜集相关资料，如该疾病老年患者的心理健康现状、心理健康的重要性、可采取的心理治疗措施等。整理搜集到的资料，制作 PPT。

（3）每组选出一人讲解本组制作的 PPT，并解答其他小组成员提出的问题。教师可以根据 PPT 中的内容设置问题，组织学生进行讨论。

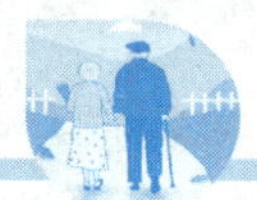

任务二 对高血压老年患者进行心理护理

任务导入

王爷爷，66岁，是一名长跑爱好者，经常参加马拉松比赛。最近一段时间，他发觉自己睡眠差、烦躁易怒，常常感到头晕、无力，于是自行前往医院就诊。经医生诊断，王爷爷患有高血压。医生叮嘱王爷爷注意休息，不要剧烈运动。

王爷爷得知自己患病后，情绪非常低落，他不想放弃自己的兴趣爱好，仍然想要参加马拉松比赛，但遭到了家人的反对。他与家人激烈争吵后，头晕、头痛等症状更加明显。家人无奈之下，只得求助社区养老服务中心的护理员，希望他们帮忙劝说王爷爷。

思考：

（1）什么是高血压？高血压老年患者具有哪些心理特征？

（2）社区养老服务中心的护理员应如何劝说王爷爷？

知识讲解

一、高血压的概念和主要症状

高血压是一种以动脉血压升高为主要表现而无明确病因的疾病，是老年期最常见的心身疾病之一。患者通常会感觉头晕、头痛、失眠、心悸、胸闷、烦躁和疲乏，严重时可发生心、脑、肾功能障碍。值得注意的是，肾动脉疾病、肾炎、内分泌疾病及主动脉缩窄等所致的继发性高血压不属于心身疾病。

原发性高血压与继发性高血压的区别

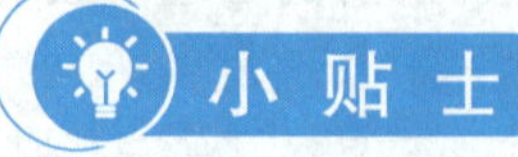

小贴士

继发性高血压指继发于其他疾病的高血压，有明确而独立的病因，是某些疾病的临床表现之一。

二、高血压老年患者的心理特征

高血压老年患者通常具有以下心理特征：

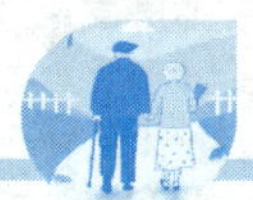

（1）急躁。由于高血压病情容易反复，且在短期内的治疗效果可能不太理想，患者易产生急躁情绪。

（2）焦虑。一方面，高血压本身的症状（如头晕、头痛、失眠等）可能导致患者焦虑；另一方面，服用降压药后，降压效果不明显也可能引发患者的焦虑情绪。

（3）固执。有的患者略懂医学知识，容易固执己见，对医生不够信任，不愿意按医嘱服药或改变生活方式。

（4）依赖。有的患者缺乏自我调节意识，过分依赖他人和药物，而忽视自我健康管理。这种依赖心态不利于疾病的治疗。

（5）恐惧。有的患者担心自己血压过高而引起脑出血、脑梗死等疾病，整日精神紧张，生活在恐惧之中。

知识拓展

与高血压相关的心理社会因素

高血压是生理因素和心理社会因素等交互作用的结果，下面介绍几种常见的与高血压相关的心理社会因素。

（1）消极情绪。强烈的焦虑、紧张、愤怒、恐惧、压抑等情绪是高血压的重要诱发因素。医学实践证明，当人处在消极情绪当中时，舒张压和收缩压会明显上升。

（2）人格特质。易怒、暴躁、好斗等人格特质均与高血压的发病有关。

（3）职业因素。需要在工作中高度集中注意力、经常值夜班、长期处于精神紧张状态的人群，以及需要在工作中长期经受噪声刺激的人群，高血压的发病率往往较高。例如，医生、出租车司机等职业群体的高血压发病率较高。

三、高血压老年患者的心理护理措施

护理员可采取以下心理护理措施，消除高血压老年患者的紧张、焦虑等不良情绪，从而达到控制血压、促进身心健康的目的。

（一）指导患者正确认识疾病

护理员应从以下几个方面入手，指导患者正确认识疾病：

（1）纠正不合理认知。有的患者认为高血压属于不治之症，有的患者认为高血压不需要控制，这些不合理认知会严重影响治疗。护理员可通过为患者讲解高血压的常见诱发因素、危害、治疗方法、治疗案例等，使患者认识到高血压是一种需要长期治疗、可以有效控制的慢性疾病，提高患者对治疗的重视和配合程度。

（2）帮助患者树立自我调节意识。护理员应帮助患者克服不利于疾病康复的依赖心理，提高他们面对疾病时的主观能动性。例如，护理员可帮助患者掌握测量血压（见图 4-2）的正确方法，并告知他们发现血压异常后的处理流程。此外，护理员还应为患者讲解良好的生活习惯对控制血压的重要作用，引导他们自觉养成健康的饮食习惯、睡眠习惯、运动习惯等。

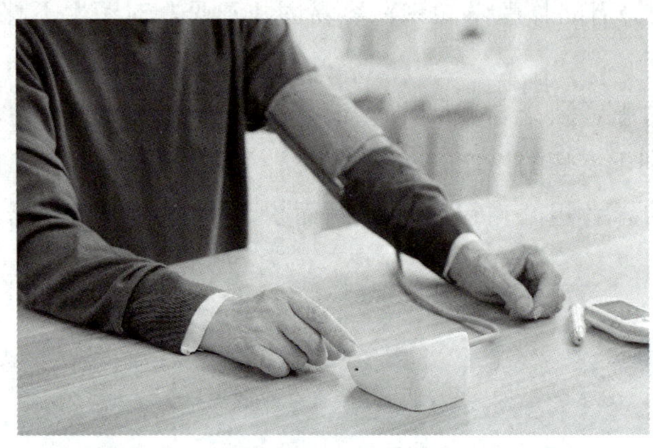

图 4-2　测量血压

（二）稳定患者情绪

情绪波动易导致血压波动，增加高血压并发症发生的风险。为了稳定患者的情绪，护理员可采取以下措施：

（1）提供心理支持。护理员应主动与患者沟通，耐心倾听患者的倾诉，避免打断他们的情感表达，并给予他们积极的反馈。

（2）引导情绪释放。护理员可以鼓励患者通过写日记、绘画等方式来释放情绪。针对患者存在的消极情绪，护理员应该给予适当的心理疏导，缓解患者的心理压力。

（3）引导患者正确应对刺激事件。护理员可以指导患者在面临刺激事件时，通过深呼吸（见图 4-3）、转移注意力、寻求专业帮助等方式尽快平复情绪，以免血压升高，引发脑出血、脑梗死等严重后果。

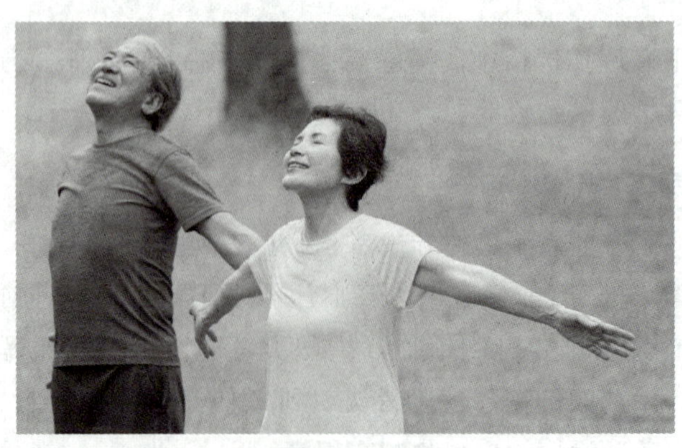

图 4-3　深呼吸

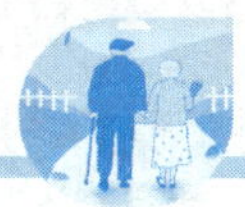

（4）避免过度兴奋。护理员应指导患者在生活中有意识地避免过度兴奋。例如，不看或少看容易引起兴奋、激动的电视节目，不进行激烈的体育运动，不玩惊险的娱乐项目，以免血压升高。

（三）进行肌肉放松训练

肌肉放松训练有助于缓解患者的焦虑情绪，具体步骤如下：选择安静的环境，指导患者采取舒适的卧位，慢慢闭眼并深呼吸；按照上肢、头部、躯干、下肢的顺序，指导患者依次将注意力集中于不同的肌肉群，使该肌肉群处于紧张状态，然后再放松；让患者慢慢睁开眼睛，静卧几分钟。

（四）进行音乐疗愈

音乐疗愈是指运用音乐特有的生理、心理效应，通过各种专门设计的音乐行为，使患者经历音乐体验，达到消除心理障碍、恢复和增进身心健康的目的。音乐疗愈可以分为接受式音乐疗愈、再创造式音乐疗愈和即兴演奏式音乐疗愈。对于高血压老年患者，可主要采用接受式音乐疗愈，即通过让患者聆听音乐，引导患者自由联想、抒发情感。

同步案例

高血压与音乐疗愈科普共话

2024 年 5 月 17 日，复旦大学附属华山医院心血管内科举行了一场特别的主题科普活动——高血压与音乐疗愈科普共话专场。

芬芳琴韵，舒心缓压。活动特邀著名二胡艺术演奏家马教授和她的音乐疗愈团队带来现场演奏。在活动现场，马教授还与众多医疗专家就“音乐疗愈与疾病治疗”圆桌共话。嘉宾们畅所欲言，探讨心血管病防治策略，并与现场的高血压患者及医务人员共同探讨健康生活方式。

复旦大学附属华山医院心血管内科副主任介绍，通过正念学习来刺激大脑，增强认知功能和大脑健康，对防治心血管病有极大帮助。声音作为日常生活中最容易获得的正念学习媒介之一，对于辅助高血压治疗具有显著效果。

当天，在上海市医师协会秘书长的主持下，音乐疗愈与心血管病防治联盟成立。华山医院表示，未来，联盟成员单位将进一步开展跨界交流，为广大高血压和其他心血管病患者提供音乐疗愈支持。

（资料来源：包丽雯、左妍，《音乐疗愈对治疗心血管病有何帮助？华山医院开启高血压与音乐疗愈科普共话》，《新民晚报》，2024 年 5 月 17 日，有改动）

任务实施

情景模拟——高血压老年患者的心理护理

【任务描述】

王奶奶，66 岁，有高血压史，一直通过服用药物来控制血压。半年前，王奶奶去儿子家照料刚出生的孙子，生活环境及节奏有了明显变化，血压控制效果也不如以前。每次感到头晕时，她就会去测量血压，而测量血压时她又会紧张，导致血压偏高。她整日提心吊胆，害怕自己会因血压过高而发生意外。

【实施流程】

（1）学生自由分组，每组 3～5 人。

（2）讨论王奶奶存在的心理问题和相应的心理护理措施。

（3）选出组员扮演王奶奶和护理员，模拟对王奶奶进行心理护理的情景。

（4）教师根据情景模拟的情况进行点评。

任务三 对冠心病老年患者进行心理护理

任务导入

张奶奶，75 岁，于半年前确诊冠心病，接受药物治疗后相关症状有所改善。

张奶奶性格要强，做事认真，对自己要求严格。半个月前，张奶奶与老伴大吵一架。尽管老伴道了歉，但张奶奶仍耿耿于怀。从那以后，张奶奶感觉心悸、胸闷、胸痛等症状加重。张奶奶责怪家人在明知她患有冠心病的情况下还惹怒她，于是经常在家发脾气，家庭氛围也变得压抑。

思考：

（1）什么是冠心病？冠心病老年患者具有哪些心理特征？

（2）如何对冠心病老年患者进行心理护理？

知识讲解

一、冠心病的概念和主要症状

认识冠心病

冠心病是由冠状动脉粥样硬化引起的心脏疾病，可导致心绞痛、心肌

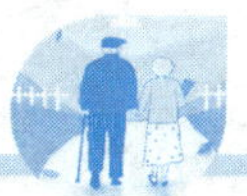

梗死、心律失常、心力衰竭或猝死等。冠心病是一种常见的老年心身疾病。随着年龄的增长，老年人冠心病的发病率逐渐升高。

冠心病的临床表现因个体差异而有所不同，常见的症状包括胸闷、胸痛（见图 4-4）、心悸、气短、呼吸困难等。这些症状通常由体力活动、情绪波动或冷空气刺激等因素诱发。有的患者还可能表现出其他不典型的症状，如恶心、反胃、上腹部不适、咽痛、颈部不适等。

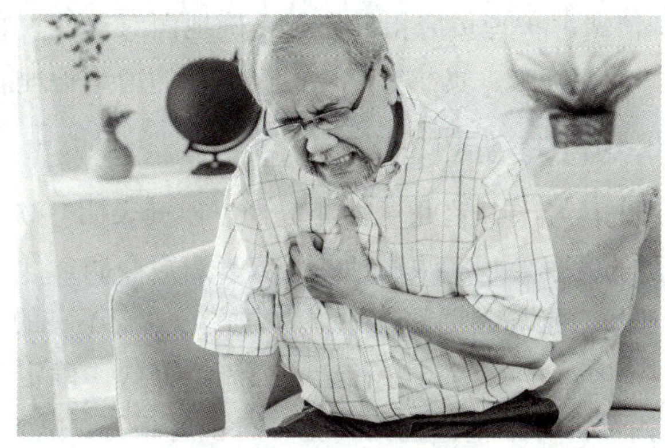

图 4-4　胸痛的老年人

二、冠心病老年患者的心理特征

冠心病老年患者通常具有以下心理特征：

（1）恐惧。冠心病发病迅速，病情凶险，易导致猝死。许多患者缺乏思想准备，易产生恐惧心理。

（2）焦虑。冠心病一般需要长期用药。许多患者对病情控制缺乏信心，担心自己会出现严重的并发症，或担心给家人带来经济负担。

（3）抑郁。患者因为病情限制，无法像患病之前那样自由活动，导致生活质量下降，产生抑郁情绪。

（4）易怒。有的患者容易受到外界刺激，急躁、易怒。这可能是由身体疼痛、人格特质或药物副作用等因素引起的。

三、冠心病老年患者的心理护理措施

心理问题可能会进一步加重冠心病老年患者的生理症状，进而影响其生活质量。护理员在为这类老年人提供日常照料的过程中，应重点关注他们的心理健康问题。具体来说，护理员可以从以下几个方面对冠心病老年患者进行心理护理。

（一）进行心理干预

心理干预的具体方法包括以下几种：

（1）提供心理支持。护理员应鼓励患者表达自己的情感和心理需求，并及时给予积极的反馈；引导患者接纳自我，肯定患者在治疗过程中的努力；适时举例说明疾病的可愈性，消除患者的顾虑，帮助其建立或增强治疗信心。

（2）定期评估心理健康状况。定期评估患者的心理健康状况有助于及时调整心理护理措施，取得更好的心理护理效果。护理员应对所有意识清楚的患者进行心理评估，并将存在重度焦虑、抑郁等心理问题的患者报告给医护人员，或把相关情况告之患者家人。

（3）指导患者控制情绪。护理员应指导患者正确地面对焦虑、紧张等负面情绪，向患者介绍放松身心的方法，如深呼吸、冥想等，以提高患者的情绪管理能力。

（二）调整患者认知行为方式

冠心病的发生、发展与人格特质有很强的相关性。研究表明，缺乏耐心、长期处于紧张和高压力状态、具有强烈的竞争意识和攻击性的人容易患冠心病。

对于这类患者，护理员应指导其调整认知行为方式，改变不良的思维模式和行为习惯，具体方法如下：① 通过观察、与患者或患者家人交流等方式，确定患者在思维模式和行为习惯方面需调整之处，如对自身期望值过高、竞争意识过强等；② 指导患者记录消极情绪发生的情景、持续时间等，协助患者分析消极情绪发生的原因和当时的思维过程，以帮助患者认识到自己的负面思维模式并有意识地进行调整；③ 鼓励患者保持积极的生活态度，并帮助患者培养解决问题的能力。

（三）指导患者养成良好生活习惯

护理员应指导患者养成良好的生活习惯，做到以下几点：

（1）调整饮食。护理员应向患者介绍健康饮食（见图 4-5）的重要性，建议患者避免食用高脂、高盐、高糖的食物，多食用富含纤维素的食物。

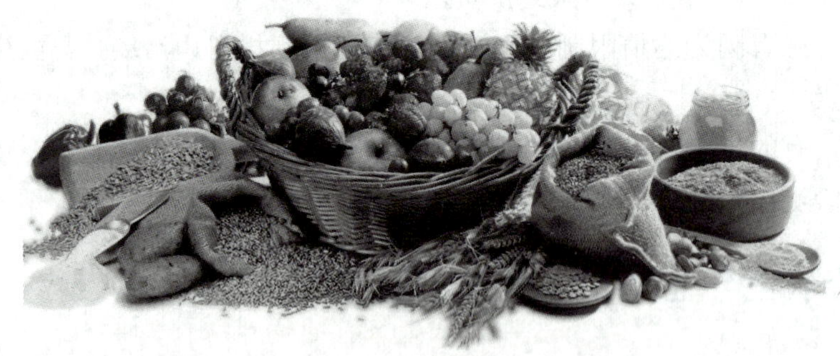

图 4-5　健康饮食

（2）适度锻炼。护理员可以指导患者选择适合自己身体状况的低强度运动，如散步、打太极拳等。

（3）规律作息。充足的睡眠有助于冠心病的恢复。护理员可建议患者每天定时入睡、起床，并尽量避免熬夜。

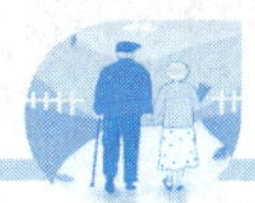

任务实施

情景模拟——冠心病老年患者的心理护理

【任务描述】

朱爷爷，75岁，独居，无经济收入，主要依靠儿子赡养。3个月前，朱爷爷在体力活动后出现胸闷、头晕、左肩疼痛的症状，就医后确诊冠心病，用药后病情明显好转。虽然病情好转了，但是朱爷爷仍然情绪低落。朱爷爷觉得自己现在对于家庭没有贡献，十分害怕自己成为家人的负担。因为担心病情加重，朱爷爷拒绝了一切社交活动，也从不进行体育锻炼。

【实施流程】

（1）学生自由分组，每组3～5人。

（2）讨论朱爷爷存在的心理问题和相应的心理护理措施。

（3）选出组员扮演朱爷爷和护理员，模拟对朱爷爷进行心理护理的情景。

（4）教师根据情景模拟的情况进行点评。

任务四　对糖尿病老年患者进行心理护理

任务导入

赵爷爷，73岁，近日无故出现消瘦、尿频、尿急症状。经医生诊断，赵爷爷患上了糖尿病。赵爷爷在刚得知自己患有糖尿病时非常震惊。他觉得自己一直很注意饮食健康，生活习惯也还不错，不能理解为什么自己会患上这种疾病。

随着时间的推移，赵爷爷越来越焦虑，心理负担很大。他经常感觉心脏和肾脏不适，很担心自己病情恶化，出现并发症。他晚上难以入睡，白天提不起精神，对什么事情都没有兴趣。

思考：

（1）什么是糖尿病？糖尿病老年患者具有哪些心理特征？

（2）如何对糖尿病老年患者进行心理护理？

知识讲解

一、糖尿病的概念和主要症状

糖尿病是以代谢紊乱、血糖增高为主要临床特征的慢性疾病，可造成眼、肾脏、心脏、血管和神经系统的慢性损害、功能障碍甚至衰竭。

糖尿病老年患者可能出现典型的“三多一少”症状（多尿、多饮、多食和体重减轻），也可能出现多汗、腹泻、便秘、排尿困难、肢体麻木、皮肤瘙痒、肌肉乏力、肩关节疼痛和认知功能退化等症状。糖尿病的并发症非常多，包括呼吸道疾病、泌尿系统疾病、消化道疾病、眼部疾病和心脑血管疾病等。

糖尿病并发症

二、糖尿病老年患者的心理特征

糖尿病老年患者通常具有以下心理特征：

（1）焦虑。糖尿病并发症达 100 多种，是已知并发症最多的一种疾病。有临床数据显示，糖尿病发病后 10 年左右，30%～40%的患者至少会出现一种并发症，且并发症一旦出现，很难通过药物治疗逆转。这导致患者非常容易出现焦虑情绪。

（2）抵触。糖尿病是一种需要患者长期控制饮食、监测血糖、服用药物、改变原有生活方式的慢性疾病。有的患者可能会因为自己不能像患病以前一样自由地享受生活而产生抵触情绪，甚至自暴自弃。

（3）孤独。患者需要严格控制饮食，这可能会导致他们减少与亲友聚餐的次数，进而影响社交活动和人际关系。一些患者会因此感到孤独，甚至产生社交障碍。

（4）悲观。随着病程的发展、并发症的出现，有的患者可能会丧失对生活的信心，甚至产生厌世情绪。

知识拓展

糖尿病老年患者的心理误区

糖尿病老年患者容易陷入以下几种心理误区，从而加速病情进展或导致其他严重后果：

（1）不以为然。早期患者一般都症状较轻，甚至根本没有症状。有的患者还可能“红光满面”，给人一种健康的假象。因此，有些患者误认为血糖高对身体健康并无大碍，对疾病不予重视。还有的患者怀疑医生的诊断，拒绝改变饮食习惯，也不配合服药治疗。

（2）掉以轻心。有些患者在经过一段时间的治疗，成功地将血糖降至正常水平后，就认为病已治愈而自行停药，并放松了对饮食的控制，也不注意劳逸结合，直到病情恶化才后悔莫及。

（3）依赖药物。对患者来说，药物治疗当然是重要的，但不可过分依赖药物而忽视其他治疗手段。患者在服用药物的同时，也应重视平衡饮食、控制体重、调适心理、锻炼身体、戒烟限酒等。

（4）矫枉过正。有的患者为了更快地降低血糖，过量、过频用药，或过度节食、过度运动，最后导致低血糖，严重时还可能导致昏厥。

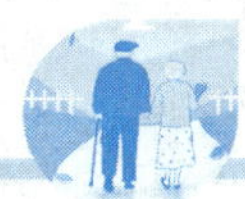

三、糖尿病老年患者的心理护理措施

护理员应采取一定的心理护理措施，使糖尿病老年患者保持健康、积极、稳定的心理状态，以促进血糖控制效果。

（一）进行心理疏导

护理员可通过以下措施对患者进行心理疏导：

（1）鼓励患者倾诉。护理员应主动与患者交流，鼓励患者倾诉心中的苦闷，并认真、耐心地倾听，给予患者积极的反馈。此外，护理员也可以鼓励患者向家人和朋友倾诉，以得到他们的理解与支持。

（2）转移患者的注意力。有的患者在确诊糖尿病之后，将全部注意力集中在病情上，陷入深深的苦恼之中。对于这类患者，护理员应鼓励他们培养兴趣爱好、多参加社交活动，降低对疾病的关注度。

（3）提供积极信息。护理员可为患者提供病情好转、生存质量高的案例，使患者明白只要系统治疗就能有效控制血糖，预防并发症的发生，使其看到生活的希望，增强治疗信心。

（二）鼓励交流病情

护理员应鼓励患者通过各种方式与糖尿病病友交流。在与病友交流的过程中，患者可以获得更多的糖尿病治疗经验，如饮食控制技巧、运动方式、药物选择等方面的知识。此外，与他人分享自己的经验和感受，可以提高患者的治疗积极性。

（三）倡导自我护理

糖尿病是终身性疾病，患者绝大部分时间都在医院外进行治疗，自我护理是糖尿病治疗的重要手段。护理员应告知患者自我护理对于改善病情和预防并发症的重要性，强化患者的自我护理意识，并提醒患者在进行自我护理的过程中注意调节情绪。

此外，护理员可为患者讲解糖尿病自我护理的知识，提高患者的自我护理能力，帮助他们更好地控制病情。例如，提醒患者定期监测血糖、注射胰岛素（见图 4-6），为患者讲解合理饮食、规律运动、正确服药的相关知识。

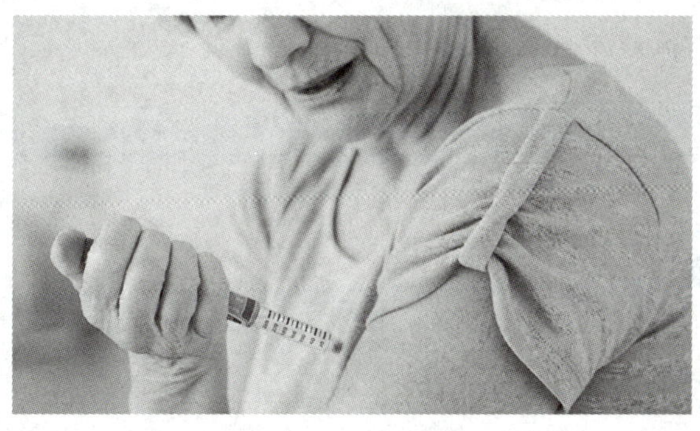

图 4-6　注射胰岛素

任务实施

情景模拟——糖尿病老年患者的心理护理

【任务描述】

钟爷爷，75 岁，8 年前确诊糖尿病，长期服用药物进行治疗。近半年来，钟爷爷双脚脚趾溃烂，行走困难。钟爷爷因此变得情绪低落，认为是自己没控制好血糖，又担心病情进一步恶化，食欲和睡眠质量均有所下降，体重也减轻了。医生建议钟爷爷住院治疗，但他因担心住院治疗花费过高而犹豫不决。

【实施流程】

（1）学生自由分组，每组 3～5 人。

（2）讨论钟爷爷存在的心理问题和相应的心理护理措施。

（3）选出组员扮演钟爷爷和护理员，模拟对钟爷爷进行心理护理的情景。

（4）教师根据情景模拟的情况进行点评。

任务五　对癌症老年患者进行心理护理

任务导入

秦爷爷，77 岁，喜欢抽烟和喝酒，生活作息很不规律。最近，他感觉身体不适，到医院检查后确诊肝癌。

刚得知自己患有肝癌时，秦爷爷不愿意接受现实，不断地向医生确认诊断结果。慢慢地，秦爷爷接受了现实，但情绪很不稳定，经常对周围的人发泄愤怒和不满，抱怨、指责家人。安静下来后，他又经常反思，后悔自己过去没有养成健康的生活习惯。治疗过程中，他感觉痛苦万分，经常哭泣，并常因无法忍受疾病折磨而想要早点结束生命。

思考：

（1）秦爷爷的心理变化可分为哪几个阶段？

（2）如何对癌症老年患者进行心理护理？

知识讲解

一、癌症的概念

癌症泛指一切恶性肿瘤，即细胞分化不成熟、生长较迅速、浸润破坏器官的结构和功

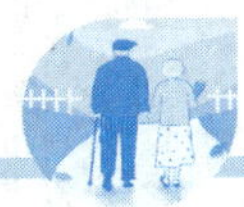

能，并可发生转移，对机体影响较为严重的肿瘤。

癌症可能造成人体消瘦、无力、贫血、食欲不振、发热、脏器功能严重受损等。恶性肿瘤呈浸润性生长，难以完全切除，术后容易复发，且癌细胞易转移到其他组织、器官，难以彻底治愈，最终往往导致患者死亡。

值得注意的是，癌症并非全都是不治之症。部分早期的癌症，经过及时治疗，是可以治愈的。还有部分癌症患者，在积极接受治疗后，可使病情得到有效控制，大大延长生存期。

二、癌症老年患者的心理特征

癌症老年患者的心理变化大致可分为五个阶段，分别是否认期、愤怒期、妥协期、绝望期、接受期。每个阶段的心理特征如下：

（1）否认期。否认是患者在得知自己患癌时的第一反应，该反应是一种心理防御机制。否认期的时间长短因人而异，大多数患者会很快停止否认。

（2）愤怒期。当患者停止否认之后，通常会出现气愤、暴怒、怨恨等心理，并且会向家人、朋友或护理员发泄自己的情绪。

（3）妥协期。患者经过一段时间的发泄，会慢慢地平静下来，求生的欲望增强。他们会与自己信任的医生讨论病情及治疗方案，甚至愿意不惜一切代价治疗。

（4）绝望期。在治疗过程中，常常会出现治疗副作用难以忍受或治疗效果不佳等情况。面对残酷的事实，患者可能会出现悲伤、沉默、忧郁、无助等情绪，有的患者甚至不吃不喝，整夜失眠。此外，在这一阶段，患者还可能会因治疗费用高昂而产生沉重的心理压力。

（5）接受期。在经过一段时间的内心挣扎后，患者会慢慢平静下来，接受癌症给生活带来的巨大改变，接受自己可能死亡的事实。

三、癌症老年患者的心理护理措施

研究表明，癌症患者的情绪状况、生活态度等对癌症的治疗效果起着至关重要的作用。因此，癌症老年患者的心理护理应引起护理员的高度重视。

（一）应对心理变化

患者的心理变化一般要经历五个阶段，在不同的阶段，护理员应采取适当的应对措施。不过，患者不一定会完整地经历这五个心理变化阶段，不同患者经历这五个心理变化阶段的顺序也有所不同，护理员应根据患者的实际情况提供心理护理。

（1）否认期。在这一阶段，护理员不要急于让患者接受现实，而要尽量取得患者的信任，向患者表达关心，言辞要恳切委婉，并鼓励患者充分表达自己的感受。例如，护理员可以对患者说："爷爷（奶奶），我知道您现在心里肯定不好受，也不愿意相信这个事儿。没关

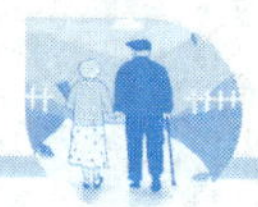

系，我不催您，就想多陪陪您。您想说什么、想做什么，都可以跟我说，我一直都在。”如果患者否认期持续时间过长，影响正常治疗，护理员应寻求医生和专业心理咨询师的帮助。例如，护理员可以对患者说：“爷爷（奶奶），我知道您一直不愿面对这个情况，但积极治疗才能让您少受点罪、更舒服一点，我已经跟医生和心理咨询师沟通过了，他们也想帮您一起面对，咱们试试听听他们的建议，好吗？”

（2）愤怒期。在这一阶段，护理员作为与患者接触较多的人，可能会成为患者发难的对象，被患者当作情绪的宣泄口。护理员在遇到此类情况时，不应与患者发生争执，也不应选择逃避，而应设身处地站在患者的角度去思考。在患者发泄愤怒情绪时，护理员要表示理解并尽力安抚患者。例如，护理员可以对患者说：“爷爷（奶奶），我知道您现在心里特别委屈、特别生气，换做是我，也会难以平静下来。您可以对我发泄出来，不要压抑这些情绪，我会一直在这里陪着您。”

（3）妥协期。在这一阶段，护理员要帮助患者消除恐惧，提高患者对癌症治疗的应对能力，还应主动了解患者的治疗方案，肯定患者治疗的积极性，并为其提供力所能及的帮助。例如，护理员可以对患者说：“爷爷（奶奶），您真的特别勇敢！我已经了解了您的治疗方案，咱们跟着医生的节奏来，一定能看到效果。这段时间您有任何需要都可以跟我说。”

（4）绝望期。在这一阶段，护理员应当耐心倾听患者的心声，转移患者的注意力，疏导患者的消极情绪。例如，护理员可以对患者说：“爷爷（奶奶），您如果累了、痛了或者心里难受都可以告诉我，我们一起面对。今天窗外的阳光挺好的，我扶着您到窗边坐坐，透透气，好吗？”如果发现患者出现轻生念头，护理员应立即报告医护人员或患者家人。

（5）接受期。在这一阶段，很多患者的病情会进一步恶化，护理员要尽可能地满足患者提出的合理要求。例如，护理员可以对患者说：“爷爷（奶奶），您有什么喜欢的音乐吗？我可以放给您听。您想家人吗？我可以帮您联系。您有什么想做的事都可以告诉我，只要您身体条件允许，我一定想办法帮您实现。”同时，护理员要及时与患者家人沟通，提醒其做好充分的思想准备，如：“叔叔（阿姨），爷爷（奶奶）的病情可能会反复或加重，咱们要提前做好思想准备，后续我会照顾得更细致一点，也麻烦您多抽时间来陪陪他（她），满足他（她）的一些心愿，让他（她）少留点遗憾。”

课堂讨论

如果患者发表以下言论，护理员应如何安抚？

（1）“癌症毁了我的生活。”

（2）“这种日子什么时候是个头儿？”

（3）“我有痊愈的希望吗？”

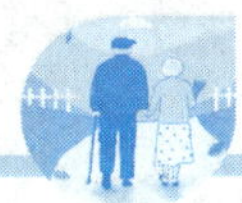

（二）增强抗癌信心

护理员可以通过以下措施来增强患者的抗癌信心：

（1）进行心理暗示。患者常受到持续性、顽固性疼痛的折磨，而适当的心理暗示可以减轻患者的疼痛感，改善患者的精神状态。例如，护理员可以告诉患者：“爷爷（奶奶），您试着深呼吸，吸气的时候想象有能量进入身体，呼气的时候就把疼痛都排出去了。您试试看，是不是觉得没那么疼了？现在您身体里有好多免疫细胞正在和肿瘤细胞打仗，咱们给它们加加油，等它们打赢了，您的疼痛感就会慢慢减轻，精神头也会越来越足啦。”

（2）强化社会支持。护理员应关注患者的社会关系网，指导患者的家人、朋友等为患者提供心理支持，使患者积极配合治疗。例如，护理员可以帮助患者和家人、朋友进行视频通话，并告诉患者：“爷爷（奶奶），您看好多人都记挂着您呢，您的孩子们多孝顺啊，都盼着您快点好起来，您的小孙子也特别懂事儿，还盼着下次来能听您讲故事呢。还有您的朋友们也想来看望您，下次见面你们可以聊聊以前开心的事儿，心情一定能好很多。”

此外，护理员还可鼓励患者积极参加病友交流活动（见图 4-7），引导患者结合自身情况积极参与讨论，说出自己面临的问题，使患者在群体抗癌中得到心理支持。例如，护理员可以对患者说：“爷爷（奶奶），医院有病友交流活动，里面有好多和您情况相似的爷爷奶奶，他们都在积极治疗，您可以去跟他们聊聊，说说自己的问题，也听听他们的经验，大家一起努力，就不会觉得孤单了。”

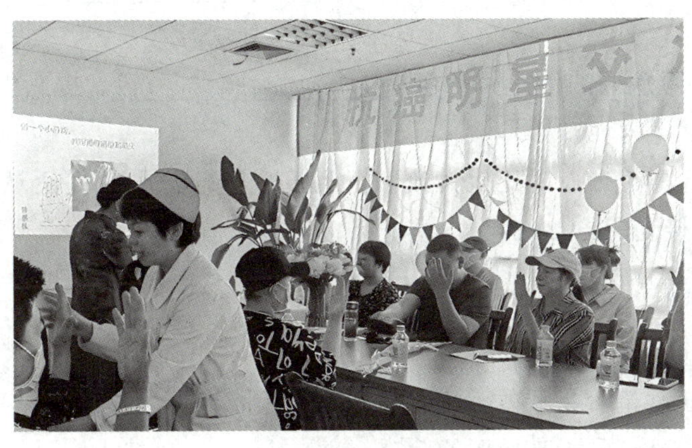

图 4-7　病友交流活动

（3）介绍成功案例。护理员可以向患者介绍一些癌症痊愈的案例，让患者了解治疗的有效性，看到生存的希望。例如，护理员可以对患者说：“爷爷（奶奶），我之前照顾过一位和您年纪差不多的奶奶，她当时的病情和您很像，一开始也特别担心，但后来她一直积极配合治疗，现在已经康复好几年了，身体很健康，还能自己买菜做饭呢。您只要坚持下去，也一定可以的。”

任务实施

情景模拟——癌症老年患者的心理护理

【任务描述】

孙爷爷，65 岁，大学返聘教授，婚姻美满，家庭和睦。然而，在一次例行检查中，孙爷爷被诊断出胃癌。他无法接受残酷的现实，陷入了极度的绝望之中，每天以泪洗面。

【实施流程】

（1）学生自由分组，每组 3～5 人。

（2）讨论孙爷爷存在的心理问题和相应的心理护理措施。

（3）选出组员扮演孙爷爷和护理员，模拟对孙爷爷进行心理护理的情景。

（4）教师根据情景模拟的情况进行点评。

学习成果自测

1. 填空题

（1）心身疾病是指发生、发展和防治与__________________密切相关的综合征或躯体疾病。

（2）老年人心身疾病的治疗目标包括__________________、提高生活质量、减轻心理症状。

（3）癌症老年患者的心理变化大致可分为五个阶段，分别是否认期、愤怒期、妥协期、____________、接受期。

2. 单项选择题

（1）下列关于高血压老年患者心理护理的说法，不正确的是（　　）。

A．高血压病情容易反复，患者易产生急躁情绪

B．依赖心理有利于高血压的治疗

C．自我调节意识对高血压的治疗非常重要

D．情绪波动易导致血压波动，增加高血压并发症发生的风险

（2）下列关于冠心病老年患者心理护理的说法，正确的是（　　）。

A．冠心病发病迅速，病情凶险，许多患者缺乏思想准备，易产生恐惧心理

B．护理员不需要评估患者的心理健康状况

C．冠心病的发生、发展与患者的人格特质无关

D．护理员可鼓励患者参加高强度运动

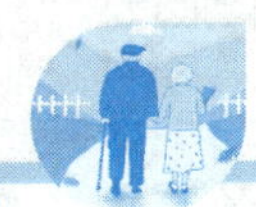

（3）下列关于糖尿病老年患者心理护理的说法，正确的是（　　）。

A．患者绝大部分时间都在医院治疗，易产生急躁情绪

B．患者的心理状态不影响血糖控制

C．患者易产生孤独情绪是因为糖尿病的并发症多

D．自我护理是糖尿病治疗的重要手段

（4）下列关于癌症老年患者心理护理的说法，不正确的是（　　）。

A．否认是患者在得知自己患癌时的第一反应

B．护理员应主动了解患者的治疗方案

C．适当的心理暗示可以减轻患者的疼痛感，改善患者的精神状态

D．患者会完整地经历五个心理变化阶段

3．简答题

（1）简述老年人心身疾病的治疗原则。

（2）简述高血压老年患者的心理护理措施。

（3）简述冠心病老年患者的心理护理措施。

（4）简述糖尿病老年患者的心理护理措施。

（5）简述癌症老年患者的心理护理措施。

学习成果评价

进行学习成果评价，并将评价结果填入表 4-1 中。

表 4-1　学习成果评价表

<table>
<tr><td>班级</td><td></td><td>组号</td><td></td><td colspan="2">日期</td><td colspan="2"></td></tr>
<tr><td>姓名</td><td></td><td>学号</td><td></td><td colspan="2">指导教师</td><td colspan="2"></td></tr>
<tr><td>项目名称</td><td colspan="7">老年人心身疾病的心理护理</td></tr>
<tr><td>评价项目</td><td colspan="3">评价内容</td><td>分值</td><td colspan="2">自我评分</td><td>教师评分</td></tr>
<tr><td rowspan="5">理论知识
（40%）</td><td colspan="3">心身疾病的特征和常见类型</td><td>10</td><td colspan="2"></td><td></td></tr>
<tr><td colspan="3">老年人心身疾病的治疗目标和原则</td><td>5</td><td colspan="2"></td><td></td></tr>
<tr><td colspan="3">高血压、冠心病、糖尿病的概念和主要症状</td><td>5</td><td colspan="2"></td><td></td></tr>
<tr><td colspan="3">高血压、冠心病、糖尿病、癌症老年患者的心理特征</td><td>10</td><td colspan="2"></td><td></td></tr>
<tr><td colspan="3">高血压、冠心病、糖尿病、癌症老年患者的心理护理措施</td><td>10</td><td colspan="2"></td><td></td></tr>
<tr><td rowspan="4">实践技能
（40%）</td><td colspan="3">能够对高血压老年患者进行心理护理</td><td>10</td><td colspan="2"></td><td></td></tr>
<tr><td colspan="3">能够对冠心病老年患者进行心理护理</td><td>10</td><td colspan="2"></td><td></td></tr>
<tr><td colspan="3">能够对糖尿病老年患者进行心理护理</td><td>10</td><td colspan="2"></td><td></td></tr>
<tr><td colspan="3">能够对癌症老年患者进行心理护理</td><td>10</td><td colspan="2"></td><td></td></tr>
<tr><td rowspan="4">综合素养
（20%）</td><td colspan="3">遵守课堂纪律，积极回答问题</td><td>5</td><td colspan="2"></td><td></td></tr>
<tr><td colspan="3">养成细致、专注、严谨的学习态度</td><td>5</td><td colspan="2"></td><td></td></tr>
<tr><td colspan="3">理解老年人因疾病产生的心理问题，培养同理心，弘扬人文关怀</td><td>5</td><td colspan="2"></td><td></td></tr>
<tr><td colspan="3">认识到心理护理对于治疗老年人心身疾病的重要性，增强责任意识</td><td>5</td><td colspan="2"></td><td></td></tr>
<tr><td colspan="4">合计</td><td>100</td><td colspan="2"></td><td></td></tr>
<tr><td>自我评价</td><td colspan="7"></td></tr>
<tr><td>教师评价</td><td colspan="7"></td></tr>
</table>

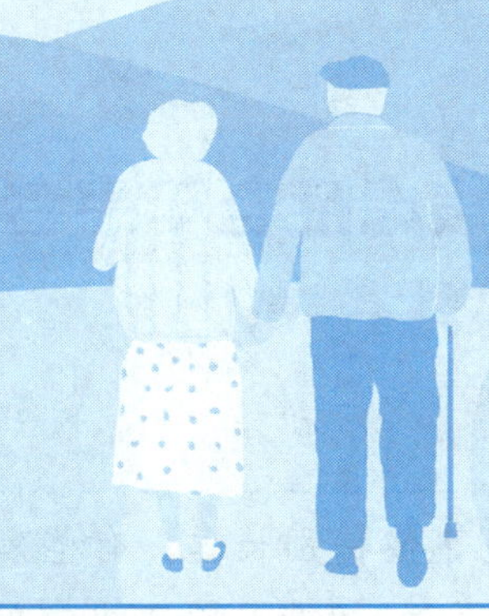

项目五
老年人其他疾病的心理护理

项目引言

老年人心理健康问题已成为一个不容忽视的社会问题，它关系到老年人的生活质量和健康水平，也影响到社会的和谐稳定。对于患焦虑症、抑郁症、睡眠障碍和阿尔茨海默病等疾病的老年人来说，除了药物治疗外，心理护理也必不可少。护理员能通过了解相关疾病的基础知识和心理护理措施，为老年人提供更有针对性的心理护理服务。

知识目标

- 了解焦虑症、抑郁症、睡眠障碍、阿尔茨海默病的主要表现。
- 了解焦虑症、抑郁症、睡眠障碍、阿尔茨海默病的影响因素。
- 掌握焦虑症、抑郁症、睡眠障碍、阿尔茨海默病老年患者的心理护理措施。

素质目标

- 理解不同疾病老年患者的行为表现和心理需要，具备充沛的爱心和耐心，给予老年人足够的关注和关怀。
- 能够通过有针对性的心理护理措施，减轻疾病带给老年人的痛苦，让他们优雅地老去，拥有快乐、舒适、有尊严的晚年生活。

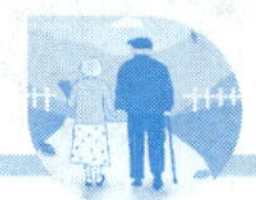

任务一　对焦虑症老年患者进行心理护理

任务导入

郑爷爷，73岁。他平时想事情特别长远，有些事情还没发生，他就开始盘算，并且不由自主地感到焦虑。郑爷爷说："我一坐下来，就开始胡思乱想。我感觉自己的身体状况越来越差了，而我老伴岁数比我大，我担心她以后没人照顾。我儿子在大公司工作，我担心他工作压力大。我女儿年纪大了还没出嫁，我担心她以后找不着对象。"

最近一段时间，郑爷爷总是感觉心慌、胸闷、入睡困难，严重时整夜睡不着觉，白天则萎靡不振。经医生诊断，郑爷爷患上了焦虑症。

思考：

（1）焦虑症有哪些表现？

（2）如何对焦虑症老年患者进行心理护理？

知识讲解

一、焦虑症的主要表现

焦虑症是一组以过度恐惧和焦虑及相关行为紊乱为特征的精神障碍。焦虑症与正常焦虑反应的区别在于，其程度和持续时间远远超过对应激事件的正常反应水平。

根据临床症状和病理特点，《中国精神障碍分类与诊断标准（第三版）》（CCMD-3）将焦虑症分为广泛性焦虑与惊恐障碍两种类型。下面分别介绍广泛性焦虑与惊恐障碍的主要表现，如果护理员发现老年人出现相关症状，应建议老年人及时去医院就诊。

（一）广泛性焦虑的主要表现

广泛性焦虑的主要表现如下：

（1）经常感到持续的无明确对象和固定内容的恐惧或担忧。

（2）伴有自主神经症状（如心悸、胸闷、呼吸不畅、疲劳、失眠等）或躯体症状。

（3）社会功能受损，患者因难以忍受又无法解脱而感到痛苦。

广泛性焦虑与惊恐障碍的区别

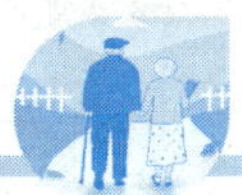

（二）惊恐障碍的主要表现

惊恐障碍又称“急性焦虑障碍”，其特点是发作具有不可预测性，反应程度强烈，终止亦迅速。惊恐障碍的主要表现如下：

（1）发作无明显诱因、无相关的特定情境，不可预测。

（2）在发作间歇期，除害怕再发作外，无明显症状。

（3）发作时表现出强烈的恐惧、焦虑情绪及明显的自主神经症状，并常产生与周围世界分离或不真实的主观感觉，或出现濒死、恐惧、失控等痛苦体验。

（4）发作突然，症状迅速达到高峰，发作时意识清晰，事后能进行回忆。

（5）社会功能受损，患者因难以忍受却又无法解脱而感到痛苦。

二、焦虑症的影响因素

（一）生理因素

（1）遗传因素。研究显示，焦虑症和家族遗传有关。如果近亲中有焦虑症患者，老年人患焦虑症的可能性更高。

（2）生理机能失调。焦虑症患者可能脑功能异常，导致对潜在威胁的敏感度增加，从而更容易产生焦虑反应。

（3）疾病因素。随着年龄增长，老年人身体机能衰退，容易罹患各种躯体疾病，从而诱发焦虑症。

（二）心理社会因素

（1）人格特质。人格特质对焦虑症的发生和发展起着关键作用。一般来说，完美主义、过度自卑、对未来充满恐惧感的人，更容易患上焦虑症。

（2）社会环境。离退休、子女独立等因素都会给老年人带来生活环境的变化，使其感到不安和迷茫，进而产生焦虑情绪。

（3）家庭因素。亲子关系、婚姻关系的质量对个体的心理健康有着巨大的影响。研究发现，家庭中的冲突、暴力事件与焦虑症的发生和发展密切相关。

（4）应激事件。应激事件是指能够引起个体生理和心理强烈反应的重大事件，如亲人去世、离婚、遭遇自然灾害（见图 5-1）等。应激事件容易给老年人的心理状态造成极大的冲击，诱使他们患上焦虑症。

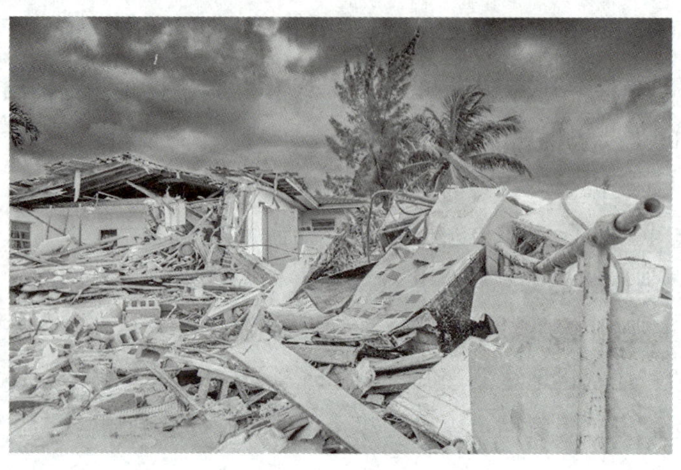

图 5-1　自然灾害

焦虑自评量表

护理员可使用焦虑自评量表（见表 5-1）协助老年人评估焦虑的主观感受程度，或在治疗过程中评定老年人焦虑情况的变化。

表 5-1　焦虑自评量表

序号	题目	评分			
		没有或很少有（1 分）	有时有（2 分）	大部分时间有（3 分）	绝大部分时间有（4 分）
1	我容易紧张和着急				
2	我无缘无故地感到害怕				
3	我容易心里烦躁或觉得惊恐				
4	我觉得我可能将要发疯				
*5	我觉得一切都很好，也不会发生什么不幸				
6	我手脚打颤				
7	我因为头痛、颈痛和背痛而苦恼				
8	我容易感到衰弱和疲乏				
*9	我觉得心平气和，并且容易安静地坐着				
10	我觉得心跳很快				
11	我因为头晕而苦恼				

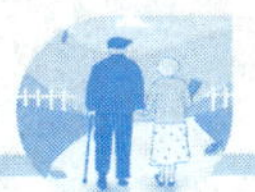

续表

序号	题目	评分			
		没有或很少有（1分）	有时有（2分）	大部分时间有（3分）	绝大部分时间有（4分）
12	我曾晕倒，或感觉自己要晕倒				
*13	呼气、吸气对我来说很容易				
14	我感到手脚麻木或刺痛				
15	我因为胃痛和消化不良而苦恼				
16	我常常感觉自己想小便				
*17	我的手常常是干燥温暖的				
18	我经常脸红发热				
*19	我容易入睡并且睡眠质量很好				
20	我常做噩梦				

焦虑自评量表采用4级评分，主要评定症状出现的频度，其标准为：没有或很少有计1分；有时有计2分；大部分时间有计3分；绝大部分时间有计4分。20道题目中，有15道是用负性词陈述的，按从1到4的顺序计分。注*号的5道题（第5、第9、第13、第17、第19题）是用正性词陈述的，按从4到1的顺序计分。

将20道题的得分相加，可得粗分；用粗分乘以1.25以后取整数，就得到标准分。按照中国标准，50～59分为轻度焦虑，60～69分为中度焦虑，69分以上为重度焦虑。

三、焦虑症老年患者的心理护理措施

老年人往往面临身体机能衰退、生活环境改变等问题，更容易感到不安和焦虑，是焦虑症的高发群体。护理员可对焦虑症老年患者采取下列心理护理措施。

（一）调整患者认知

引发焦虑症的原因之一是患者对生活中未知事件（如疾病、死亡等）的恐惧，而人们的情绪和行为反应与对事物的认知有直接联系。从认知角度进行调整，有助于减轻患者的精神压力和心理负担，增强其对焦虑症治疗的信心。护理员应指导患者调整认知，使其正确地认识衰老，减少对未来的恐惧，从而降低焦虑程度。同时，护理员也应让患者认识到焦虑症对人的生命没有直接威胁，且是可以治愈的。

（二）提供心理支持

焦虑症老年患者通常心理承受能力较弱，护理员应尽力为他们提供心理支持，鼓励他们表达自己的感受，帮助他们缓解紧张和不安的情绪，增强其自信心和抗压能力。此外，家人的支持有助于患者感受到自己在家人心目中的地位，增加患者的自我认同感，使患者产生积极的情绪。护理员可以充分调动患者家人的积极性，向他们提供焦虑症的相关信息，让他们了解患者的病情和心理状态，以便他们更好地理解和支持患者。

（三）记录发作情况

护理员可以指导患者记录近期使他们产生焦虑、恐惧情绪或有较严重躯体不适感的事情，记录内容及要求如下：① 时间，应尽可能具体；② 发生情境，如乘公交车买菜途中；③ 行为表现，如未到站便下车；④ 躯体症状，如心悸、冒汗、胸闷、呼吸困难；⑤ 当时的感觉，如感觉自己无法呼吸、必须下车；⑥ 事情发生前的不适感，如昨晚睡眠不佳，早上起床便感到疲劳；⑦ 可能的诱发因素，如前晚与亲人吵架；⑧ 焦虑程度，如轻度焦虑、中度焦虑、重度焦虑。

指导患者记录焦虑症发作情况后，护理员可以与其就所记录的内容进行探讨（见图 5-2），向患者介绍焦虑症发作时的应对技巧，如尝试练习忍受不适感等，通过深呼吸、听音乐、自我暗示等方式弱化焦虑等。

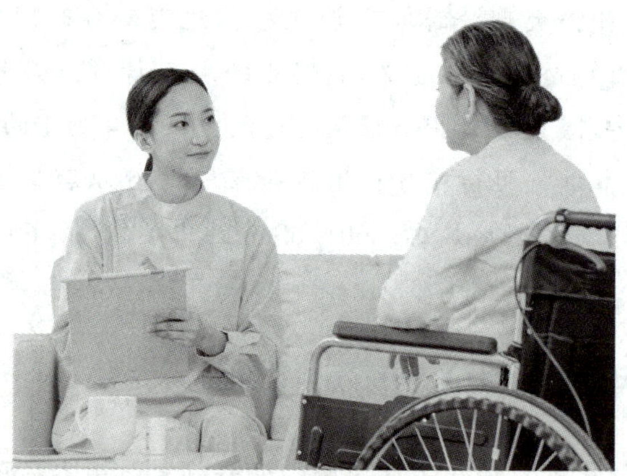

图 5-2　护理员与老年人进行探讨

任务实施

情景模拟——焦虑症老年患者的心理护理

【任务描述】

邓奶奶，75 岁，平时性格急躁。近两年来，邓奶奶经常出现心悸、胸闷、呼吸不畅等症状，且注意力难以集中。邓奶奶担心自己得了怪病，经人推荐后，花费数千元买了保健品，服用后未见效果。她认为自己的病治不好了，心情更为紧张。经医生诊断，邓奶奶患上了焦虑症。

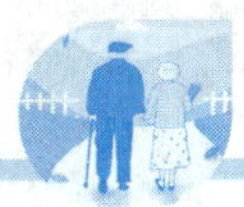

【实施流程】

（1）学生自由分组，每组 3～5 人。

（2）讨论可对邓奶奶采取的心理护理措施。

（3）选出组员扮演邓奶奶和护理员，模拟对邓奶奶进行心理护理的情景。

（4）教师根据情景模拟的情况进行点评。

任务二　对抑郁症老年患者进行心理护理

任务导入

“老伴刚过世的那段日子，我情绪低落，站在阳台上总有一种想跳下去的冲动……”72 岁的丁奶奶回想起一年前自己的行为，仍然感到后怕。在老伴因病过世后，一直被老伴呵护照顾的丁奶奶感觉天塌了下来。办完老伴后事，她整日窝在家里，干什么都提不起精神。家中独子因工作繁忙而无暇顾及母亲的情绪。少了亲人的陪伴，丁奶奶一度处于崩溃的边缘，好在两位朋友及时发现她情绪异常，陪她去医院就诊。丁奶奶被诊断为抑郁症。朋友鼓励丁奶奶按时服药，并且鼓励丁奶奶走出家门，每日走路锻炼身体。通过药物治疗和运动调节，丁奶奶慢慢走出了丧夫之痛，重新拾起了生活的勇气。

思考：

（1）抑郁症的主要表现和影响因素有哪些？

（2）如何对抑郁症老年患者进行心理护理？

知识讲解

一、抑郁症的主要表现

抑郁症是一种病因未明的情感障碍。以持续的情绪低落、自责、自罪、焦虑不安或反应迟钝为主要表现，并伴有失眠、食欲减退、体重减轻等症状，有自发缓解及复发的倾向。

老年抑郁量表

抑郁症的主要表现如下：

（1）情绪症状。患者心情沉重，感到生活没意思，高兴不起来，甚至会感到度日如年，痛苦难熬。有的患者也可能出现焦虑、不安、紧张等情绪。

（2）躯体症状。患者常有心悸、胸闷、胃肠不适、食欲减退、体重减轻等躯体症状，但并非每位患者都会出现躯体症状。

（3）自我评价过低。患者往往过分贬低自己的能力，用批判、消极的态度看待自己或自己的经历，常表现出自责、内疚、无用感、无价值感、无助感，严重时可能出现自罪、疑病观念。

（4）认知功能损害。有的患者思维迟缓、反应迟钝，会出现注意力不能集中、反应时间过长、抽象思维能力差等问题。不过，抑郁症引起的认知功能损害通常能随着病情的缓解而好转。

（5）自我伤害。病情严重的患者可能通过自我伤害的方式来缓解内心的痛苦，甚至可能出现自杀念头或尝试自杀行为。

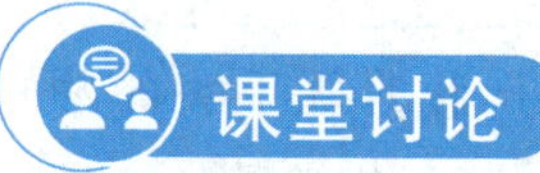

护理员应如何预防抑郁症老年患者自我伤害？

二、抑郁症的影响因素

（一）生理因素

（1）遗传因素。如果家族中有抑郁症患者，那么老年人患抑郁症的风险会相对较高。

（2）生物化学因素。抑郁症与脑内神经递质的不平衡有关，尤其是血清素、多巴胺和去甲肾上腺素。这些神经递质在调节情绪、睡眠、食欲等生物过程中发挥了重要作用。如果这些神经递质的平衡受到破坏，可能导致情绪调节出现问题，从而引发抑郁症。

（3）性别因素。总的来说，女性的抑郁症患病率明显高于男性。

（4）健康状况。慢性疾病、慢性疼痛等也可能增加患抑郁症的风险。

（二）心理社会因素

（1）应激事件。亲人离世、失去经济来源、遭受意外伤害等应激事件可能导致老年人产生无助感、绝望感，从而增加罹患抑郁症的风险。

（2）思维方式。思维方式消极的人往往过度关注自己的缺点和所遭遇的挫折，忽视积极的方面，更容易患上抑郁症。

（3）社会支持。良好的社会支持可以缓解老年人的消极情绪，有效降低抑郁症的发生率。对于老年人来说，社会支持主要表现为老年人通过家庭、社区等途径获得的物质和精神上的支持。

（4）生活经历。负面经历，如被虐待、被忽视、家庭不和睦等，会显著增加老年人患抑郁症的风险。

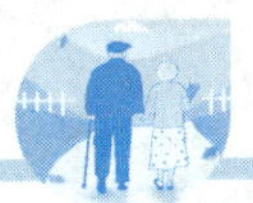

三、抑郁症老年患者的心理护理措施

（一）善用沟通技巧

抑郁症老年患者通常思维缓慢、反应迟钝。护理员在与患者沟通时，要秉承耐心、热情的态度，鼓励患者说出自己的担忧和需求；要使用温和、积极的语言，避免使用负面或批评性的词语；要善于倾听患者的苦恼，并适当给予反馈，使患者感到被理解和被尊重。

（二）阻断负向思维

抑郁症属于复发风险高的疾病，在心理护理过程中要随时警惕病情反复。许多患者在经过药物治疗或心理治疗后，病情虽然好转，但常常因生活中的各种挫折再次出现抑郁症状。因此，护理员应积极主动地接触患者，掌握患者的心理变化，多肯定、赞美患者，阻断患者的负向思维。护理员还可以建议患者通过种植花草（见图 5-3）、饲养宠物等方式，缓解抑郁情绪，激发对生活的热爱。

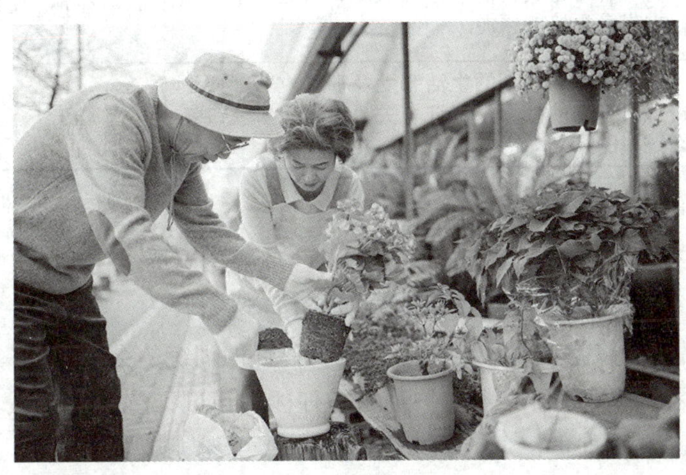

图 5-3　种植花草

（三）加强安全护理

抑郁症老年患者常有自伤、自杀念头或行为，护理员应注意观察患者的情绪和行为变化，保持周围环境的安全性，保管好危险物品。如果患者出现以下行为，护理员应高度警觉：① 突然拿出纸笔；② 整理旧物或钱财；③ 连续向几个亲近的家人或朋友打电话；④ 收藏药品、绳子、锋利器具（如剪刀）等。

（四）进行怀旧训练

怀旧训练是一种对抑郁症老年患者较为有效的心理护理方法。下面介绍个体怀旧训练和团体怀旧训练。

1．个体怀旧训练

护理员可以对抑郁症老年患者实施每周一次、每次一小时左右的个体怀旧训练。实施前，护理员可准备怀旧训练记录本，以记录患者姓名、训练时间、训练地点、实施人员姓名、怀旧主题、患者反应、所遇到的问题和解决方案等。

个体怀旧训练可分为 4 个阶段，具体实施过程和目的如表 5-2 所示。

表 5-2 个体怀旧训练的实施过程和目的

阶段	实施过程	目的
初始阶段（第 1 周）	了解患者的基本信息，包括身体状况、工作经历、家庭情况等；为患者讲解怀旧训练的流程和训练过程中需要准备的材料	初步了解患者的基本情况，为实施怀旧训练做准备
发展阶段（第 2～5 周）	根据不同的主题，指导患者回忆少年时代、婚姻家庭、工作经历等，挖掘患者的优点与成绩	使患者从自己的经历中认识自我价值，提高成就感和对现在生活的满意程度
成熟阶段（第 6～7 周）	与患者讨论其目前的生活状况、家庭关系等，挖掘患者烦恼的根源	与患者建立信任关系，对其负面情绪做正向引导，对其正面情绪给予支持
结束阶段（第 8 周）	让患者总结近期的生活感受及训练收获，谈论自己对未来的打算，制订有关“未来三年我该怎么过”的计划	引导患者以积极的心态度过余生，使其对未来生活充满热情

2．团体怀旧训练

团体怀旧训练有助于患者感受到来自同龄人的理解与支持，使患者在互相帮助的和谐氛围中缓解抑郁症状。团体怀旧训练的具体实施步骤如下：

（1）选择宽敞的会议室或娱乐活动室作为团体怀旧训练的会场。

（2）至少安排两名护理员。一名护理员担任团体怀旧训练的主持人，适时推进团体怀旧训练的流程；另一名护理员记录训练主题、参与者姓名、地点、时间、患者的反应、遇到的问题等。

（3）让患者围成一圈，根据怀旧训练主题轮流发言，如表 5-3 所示。

表 5-3 怀旧训练主题及具体内容

周次	怀旧训练主题	具体内容
第 1 周	你好！很高兴认识你	介绍怀旧训练的流程，让患者自我介绍，增进相互了解
第 2 周	我的童年时代	引导患者回忆童年经历，互相分享童年的乐趣
第 3 周	照片上的我们	让患者拿出一张人物合照，引导患者回忆拍照时的情形
第 4 周	我的婚姻	引导患者回忆自己恋爱、结婚、养育子女的经历
第 5 周	我知道的国家大事	引导患者回忆年轻时经历的国家大事，谈谈时代的故事
第 6 周	我的苦恼	引导患者说出让自己郁闷的事情，并指导其正确地去面对

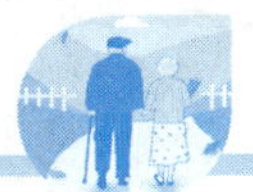

续表

周次	怀旧训练主题	具体内容
第 7 周	我的家庭关系	引导患者回忆与父母、配偶、子女、兄弟姐妹相处时最难忘的或最感动的事情，分享在家庭生活中的感受
第 8 周	我的人生未完待续	总结怀旧训练的效果及收获，展望未来生活并制订未来生活计划表

（4）每周的训练结束后，护理员应鼓励患者总结本次训练的收获，并组织患者相互交流，发表感想，如图 5-4 所示。

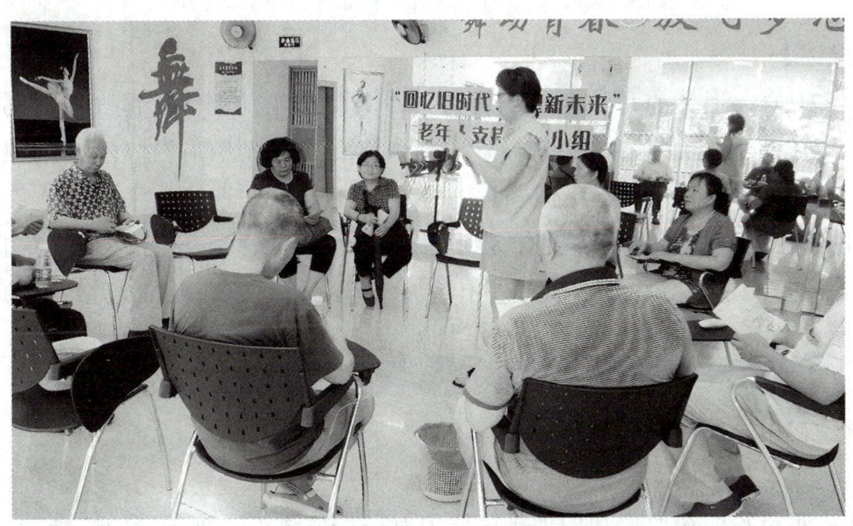

图 5-4　老年人发表感想

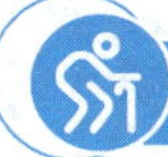

心系桑榆

关爱抑郁症老年人

宁波在全国率先启动老年人心理关爱项目，通过入户普查了解老年人的心理健康状况并进行干预，帮助老年人驱散心理阴霾。

王奶奶和老伴长期感情不和，很少沟通。几个月前，王奶奶因为搬家，和老伴在房间布置方面有了矛盾，加上原本就患有不少慢性疾病，身体状况每况愈下，王奶奶情绪低落，经常躺在床上唉声叹气。老年人心理关爱项目的工作人员了解情况后，给王奶奶做了焦虑自评测试和抑郁自评测试，结果显示王奶奶患上了中度抑郁症。

老年人心理关爱项目的工作人员先后四次和王奶奶面谈，倾听王奶奶的心声，帮助王奶奶回忆生活中积极的一面。工作人员了解到王奶奶年轻时爱看报，会打羽毛球，针线活也做得不错，就鼓励她捡起年轻时的爱好，转移注意力，积极走出去和人交往。经

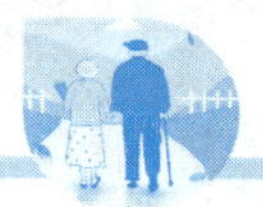

过几次面谈，王奶奶的消极情绪有所缓解，生活态度更积极了。天冷了，王奶奶又做起了手工被套，还学会了用手机和老朋友聊天，不再为家庭琐事耿耿于怀，人也开朗了很多。

（资料来源：孙美星、李湘兰，《宁波一项调查显示：超6%老年人可能存在不同程度抑郁》，《宁波晚报》，2021年1月18日，有改动）

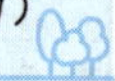

任务实施

情景模拟——抑郁症老年患者的心理护理

【任务描述】

杨奶奶，71岁，退休前是一名纺织厂工人，老伴几年前因病去世。杨奶奶的女儿离婚后，带着年幼的孩子在外地生活。后来，女儿工作繁忙，杨奶奶便前往外地帮女儿照顾孩子。

然而，身处外地，杨奶奶听不懂当地方言，也不会说普通话，很难与他人展开正常交流。再加上性格内向，杨奶奶始终没有交到朋友。一年过去了，杨奶奶仍感觉自己与周遭的环境格格不入，每天郁郁寡欢，不愿意外出参加任何活动。杨奶奶的女儿很着急，带杨奶奶来到医院就诊。经医生诊断，杨奶奶患上了抑郁症。

【实施流程】

（1）学生自由分组，每组3～5人。

（2）讨论可对杨奶奶采取的心理护理措施。

（3）选出组员扮演杨奶奶和护理员，模拟对杨奶奶进行心理护理的情景。

（4）教师根据情景模拟的情况进行点评。

任务三　对睡眠障碍老年患者进行心理护理

任务导入

李奶奶，85岁，睡眠障碍已经困扰她多年。李奶奶白天运动量很少，总是躺着或者坐着。晚上，她常常在床上辗转反侧，难以入睡。入睡后，她频繁地从梦中惊醒，在半梦半醒时常常感到害怕、恐惧。

王爷爷，75岁，睡前经常会思考一些社会问题，思绪飘得很远。他夜间通常会醒来多次，且醒来后很难入睡，有时甚至彻夜难眠。因为睡眠质量差，他常常在白天感到困倦、乏力，人也变得烦躁易怒。

张奶奶，66岁，睡眠质量一直很好。但是最近，她的家人发现她晚上睡着后经常起床活动，甚至会走到其他房间。有时候，张奶奶会在半夜打开客厅的灯或者光脚走到

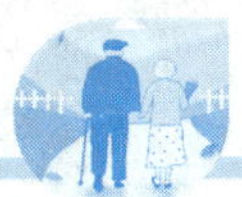

阳台上，这让家人非常担忧。

刘爷爷，90岁，生活不能自理。最近几个月，家人发现他在睡觉时会出现呼吸急促的情况，有时候还会突然呼吸暂停。

思考：

（1）睡眠障碍有哪些表现？

（2）如何对睡眠障碍老年患者进行心理护理？

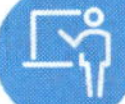

知识讲解

一、睡眠障碍的主要表现

睡眠障碍可分为器质性睡眠障碍和非器质性睡眠障碍，其中，器质性睡眠障碍指由生理性病变引起的睡眠障碍，如心脑血管疾病导致的睡眠障碍。非器质性睡眠障碍指由各种心理社会因素引起的睡眠障碍，包括失眠症、嗜睡症、睡眠—觉醒节律障碍等。

睡眠障碍主要有以下表现：

（1）失眠。患者每晚睡眠时间明显减少，清醒时间增加。在入睡阶段，患者翻来覆去难以入睡或者无法长时间维持睡眠状态，如图5-5所示。失眠可引起患者的情绪问题，并导致精神活动效率下降，妨碍患者的社会功能。

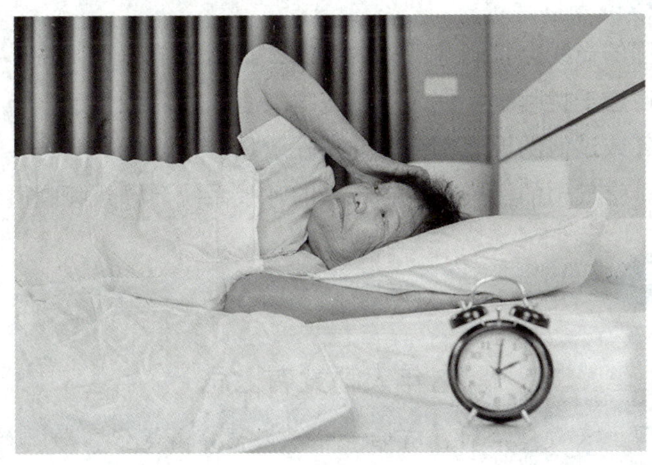

图5-5　失眠的老年人

（2）异态睡眠。异态睡眠是指在睡眠时出现一系列异常的活动，如说梦话、梦游、磨牙、呼吸暂停等。

（3）嗜睡。嗜睡是指患者白天睡眠过多（不是由睡眠不足、药物、酒精、躯体疾病等所致），且不能自然清醒。

（4）睡眠节律紊乱。患者的睡眠—觉醒模式与患者所在环境的社会要求或大多数人遵循的节律不符，通常表现为在夜间无法入睡而在白天嗜睡。

二、睡眠障碍的影响因素

（一）生理因素

（1）机体老化。老年人中枢神经系统功能的老化可能会造成睡眠障碍。

（2）疾病因素。老年人多患有各种慢性疾病，部分症状可能会造成或加重睡眠障碍。

（3）药物因素。老年人服用的一些药物，如镇痛药物、抗感染药物、利尿剂等，会对睡眠质量造成影响。

（4）饮食因素。食物中的某些物质会影响睡眠，如咖啡因、酒精等。

（二）心理社会因素

（1）情绪状态。长期的负面情绪可能导致大脑和躯体无法放松，使人感到紧张，难以进入睡眠状态。

（2）心理适应不良。个体在面对重大生活事件（如退休、失去亲人、确诊严重疾病）时，可能会出现心理适应不良，进而影响睡眠。

（3）不良行为习惯。卧床时间过长、睡眠时间不规律、睡前长时间玩手机等行为习惯可能会破坏睡眠节律，造成入睡困难。

（三）环境因素

（1）光线。过强的光线会抑制褪黑素的分泌，从而影响睡眠质量。

（2）噪声。噪声会干扰睡眠，使人难以入睡或者入睡后频繁醒来。

（3）温度。过高或过低的温度都会影响睡眠质量。

（4）空气质量。空气中的污染物会影响人的呼吸系统，导致睡眠质量下降。

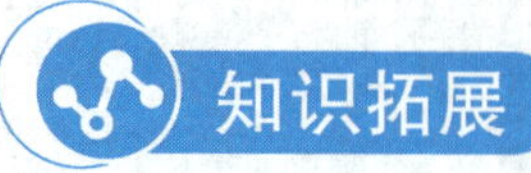

老年人睡觉有七忌

（1）忌穿太厚。天气寒冷时，有的老年人习惯穿着毛衣等较厚的衣物睡觉。这样会影响大脑和肌肉休息，不利于身体放松。同时，睡觉时穿太厚容易造成翻身不便，影响睡眠舒适度。老年人睡觉时应尽量穿透气性好、宽松舒适的衣物。

（2）忌晚餐油腻、过饱。老年人的晚餐应尽量清淡，不宜太过油腻，也不要吃得太饱。同时，老年人在睡前一小时应尽量避免进食，以免引起失眠。

（3）忌睡前过度用脑。有的老年人习惯在睡前下两盘棋，或者玩一些益智游戏。

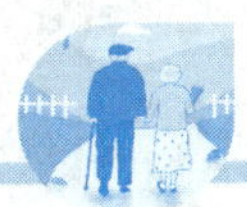

这容易让大脑处于兴奋状态，导致老年人难以入睡。老年人在睡前可进行一些有利于放松身心的活动，如泡脚、按摩头皮等。

（4）忌睡前情绪激动。情绪激动会导致中枢神经系统释放多巴胺等兴奋性神经递质，影响抑制性神经递质的释放，从而影响睡眠质量。

（5）忌蒙头而睡。蒙头而睡会使被窝里的氧气含量减少、二氧化碳含量增加，导致老年人头晕、呼吸不畅。

（6）忌对光而睡。对光而睡容易使人心神不安，难以入睡，即使睡着了也容易醒。

（7）忌当风而睡。人在睡着后，身体对外界环境的适应能力降低，且老年人通常抵抗力较弱，当风而睡容易使冷空气侵入身体，引发感冒。

三、睡眠障碍老年患者的心理护理措施

（一）进行心理干预

首先，护理员应给予患者心理支持，主动与患者沟通，了解他们存在的睡眠问题和平日里的担忧，耐心地倾听并尝试找出导致睡眠障碍的原因。其次，护理员应帮助患者消除对睡眠障碍的焦虑，让他们了解睡眠障碍是一种常见现象，可以采取措施来改善，不要因此影响白天的心情。

如何帮助老年人克服睡眠障碍

（二）实施放松训练

在入睡之前进行放松训练，可以提高睡眠质量，让患者更容易入睡。下面介绍几种操作简单、效果明显的放松训练方法。

（1）呼吸松弛训练。护理员可引导患者躺在沙发上或坐在椅子上，吸气时让腹部慢慢鼓起，呼气时让腹部慢慢凹下，体会腹部起伏的感觉。进行呼吸松弛训练时，护理员要指导患者注意放慢呼吸速度，在呼和吸转换时稍加停顿。

（2）想象松弛训练。护理员可指导患者在入睡前想象轻松愉快的生活情境，以放松身心，促进睡眠。例如，可让患者想象自己沐浴在和煦的阳光下，在风光迷人、空气清新的优美环境中感受大自然带来的乐趣，如图 5-6 所示。

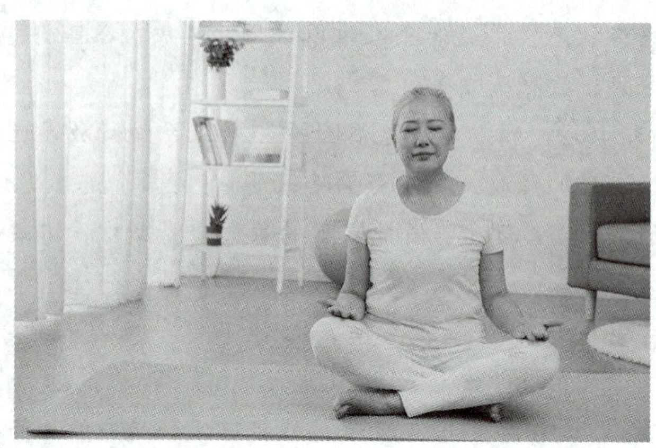

图 5-6　进行想象松弛训练的老年人

（3）渐进性肌肉松弛训练。渐进性肌肉松弛训练是通过对肌肉群进行紧张和放松的交替练习，让患者体验肌肉在两种不同状态下的感觉，从而达到放松身心目的的方法。渐进性肌肉松弛训练通常持续 15～30 分钟，并且要在灯光昏暗的场所进行。训练时，护理员可指导患者躺下，将注意力集中在某一肌肉群，然后使该肌肉群处于紧张状态，同时吸气，然后屏息 5 秒钟，再缓慢呼气，同时放松肌肉。重复此步骤，指导患者依次对不同肌肉群进行训练。

（三）进行行为干预

睡眠障碍的行为干预方法主要包括刺激控制法和睡眠时间限制法。

1．刺激控制法

对于许多睡眠障碍老年患者来说，床或卧室可能因为各种原因（如焦虑、压力、不良睡眠习惯等）而与失眠、清醒和压力等产生了关联，从而阻碍了自然睡眠反射的形成，导致入睡困难。刺激控制法可通过减少睡眠环境中与睡眠不相符的刺激，来帮助患者重新建立睡眠与床或卧室之间的联结。刺激控制法要求患者在晚间无法入睡时离开床或卧室，因此该方法不适用于行动不便、有严重疾病的患者。

刺激控制法的基本要点包括：① 避免患者在床上从事与睡眠不相关的活动，如看电视、玩手机、阅读等；② 让患者只在感觉到睡意时才卧床；③ 如果在 20 分钟内无法入睡，指导患者起床并离开卧室做些让自己放松的事情，等到再次有睡意的时候再卧床；④ 如果卧床后依然无法入睡，就重复上一步骤。

2．睡眠时间限制法

睡眠障碍患者常常会花很多时间躺在床上，但其卧床时间并非实际的睡眠时间，这反而造成睡眠效率低下。睡眠时间限制法主要是通过一系列调整患者睡眠时间的步骤，减少患者在床上醒着的时间，使其在床上的时间尽量接近实际睡眠时间，从而帮助患者改善睡眠质量、保持睡眠的连续性。

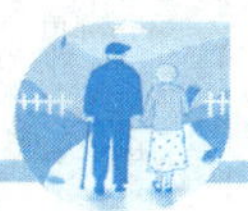

睡眠时间限制法的具体步骤如下：① 指导患者记录近一周的睡眠情况，包括卧床时间、睡眠时间、清醒时间等；② 根据所记录情况，计算出这一周每晚的平均睡眠时间和睡眠效率（睡眠效率为睡眠时间占卧床时间的百分比，如果患者每晚卧床 8 小时但只睡着 4 小时，即睡眠时间为 4 小时，睡眠效率为 50%）；③ 以患者上周每晚的平均睡眠时间作为本周每晚卧床时间（不能低于 4 小时）；④ 如果本周平均每晚的睡眠效率超过 90%，则下周可将卧床时间延长 30 分钟；如果睡眠效率为 80%～90%，则下周维持原来的卧床时间；如果睡眠效率低于 80%，则下周可将卧床时间缩短 30 分钟；⑤ 无论前一晚的睡眠状况如何，次日都应让患者在固定的时间起床并避免患者在日间小睡。

心系桑榆

专家支招应对老年人睡眠障碍

每年的 3 月 21 日是世界睡眠日。2023 年 3 月 21 日，为提高居民对睡眠的认识，唤起居民对睡眠质量的关注，上海市静安区精神卫生中心与大宁路街道社区卫生服务中心联合开展了世界睡眠日义诊活动。

活动中，静安区精神卫生中心的牛医生为患者进行了义诊，针对睡眠障碍老年患者提出的各种睡眠问题及时答疑解惑，详细询问病情并提供治疗方案。同时，牛医生还对患者进行了专业睡眠评估，指导他们学会简单的自我调节方法，并对有需求的患者进行一对一心理咨询与辅导。

70 岁的王奶奶受到失眠困扰十余年，她告诉牛医生："我晚上入睡困难，在床上翻来覆去，还多梦。"经过仔细问诊，牛医生给出了详细的指导意见，并叮嘱她平时保持良好的心态，注意营养均衡，并进行适度锻炼。

牛医生表示，身体健康和心理健康是一体的，很多躯体疾病会伴发睡眠问题，睡眠问题也是很多心理疾病的症状之一。充足的睡眠、均衡的饮食和适当的运动是国际社会公认的三项健康标准。他建议老年患者养成良好的睡眠习惯，入睡前两个小时尽量不要看电视、玩手机，可通过睡前泡脚、听舒缓的音乐等，让心情更加平静，以帮助入睡。牛医生还表示，如果失眠严重影响到了生活，老年人应及时就医。

（资料来源：郁婷荡，《区精神卫生中心开展义诊活动，专家支招破解老年人"睡眠障碍"》，"上海静安"微信公众号，2023 年 3 月 21 日，有改动）

任务实施

情景模拟——睡眠障碍老年患者的心理护理

【任务描述】

赵爷爷，78 岁，总感觉现在不如从前睡得好。以前赵爷爷“挨着枕头就睡着”，现在却躺在床上翻来覆去睡不着，脑子里总是想着生活里的一些烦恼。赵爷爷经常做很惊险的梦，次日总感觉昏昏沉沉的，无法集中注意力。他变得急躁、心烦，一躺到床上就紧张，总担心自己睡不着。

【实施流程】

（1）学生自由分组，每组 3～5 人。

（2）讨论可对赵爷爷采取的心理护理措施。

（3）选出组员扮演赵爷爷和护理员，模拟对赵爷爷进行心理护理的情景。

（4）教师根据情景模拟的情况进行点评。

任务四　对阿尔茨海默病老年患者进行心理护理

任务导入

张爷爷，88 岁，最近几年记忆力逐渐下降，而且越来越严重。他经常找不到自己的钱包、眼镜等常用物品，甚至忘记了家人的名字和自己的生日。

除了记忆力下降，他还表现出其他认知功能下降的症状，如语言能力退化、思维混乱、判断能力下降等。他的自理能力也逐渐丧失，无法独立地穿衣、吃饭。他还变得越来越暴躁，经常对家人发脾气。经医生诊断，张爷爷患上了阿尔茨海默病。

思考：

（1）阿尔茨海默病有哪些表现？

（2）如何对阿尔茨海默病老年患者进行心理护理？

知识讲解

一、阿尔茨海默病的主要表现

阿尔茨海默病常发生于老年和老年前期，是以认知障碍和行为损害为特征的中枢神经系

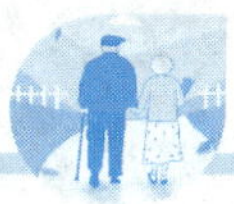

统退行性疾病。流行病学调查显示，随着年龄增加，阿尔茨海默病的患病率逐渐上升。85 岁以后，阿尔茨海默病的患病率达 20%～30%。

阿尔茨海默病起病缓慢。根据认知能力和身体机能的退化程度，阿尔茨海默病的病程可分为轻度痴呆期、中度痴呆期和重度痴呆期，每个时期的主要表现如下：

（1）轻度痴呆期。在这一时期，患者近期记忆减退，且随着病情的发展，会逐渐出现远期记忆减退的情况；在进行家务劳动或其他活动时漫不经心，尽管仍能做些熟悉的日常工作，但面对新的事物却茫然难解；定向困难，难以辨别地理位置，外出后可能无法找到回家的路。此外，患者可能表现出人格方面的障碍，如不爱清洁、暴躁、易怒、自私多疑等。

（2）中度痴呆期。在这一时期，患者近期、远期记忆严重受损，学习能力和社会接触能力下降，已有知识和技能明显减退；逻辑思维能力下降，可能出现视力障碍；自理能力下降，在穿衣、个人卫生方面需要帮助；出现各种神经症状，可见失语、失用和失认；经常急躁不安，走动不停；出现明显的人格改变，甚至做出一些丧失羞耻感的行为，如随地大小便。

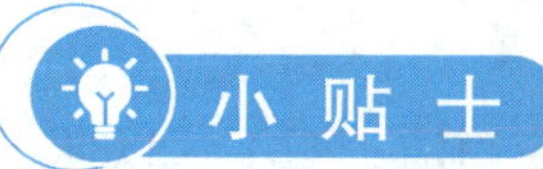

失语指不能正确地理解或表达语言，部分或完全丧失口语或书面语的表达能力；失用指不能执行有目的的动作；失认指不能正确辨认物体。

（3）重度痴呆期。在这一时期，患者记忆力严重丧失，仅存片段的记忆；终日卧床，日常生活不能自理，完全依赖照护者；言语能力丧失，情感淡漠，哭笑无常，与外界逐渐丧失接触能力；四肢强直或屈曲，大小便失禁；常出现肺部感染、尿路感染、压疮、多系统器官功能衰竭等，最终因并发症而死亡。

二、阿尔茨海默病的影响因素

阿尔茨海默病的发病机制并未完全清晰。一般认为，阿尔茨海默病的发病受生理和心理社会因素等多种因素的影响。

（一）生理因素

（1）遗传因素。如果父母或兄弟姐妹中有人患有阿尔茨海默病，老年人患此病的风险增高。

（2）年龄因素。虽然阿尔茨海默病并不是由正常衰老引发的，但随着年龄的增长，患阿尔茨海默病的概率逐年增加。

（3）头部外伤。严重的头部外伤可能导致阿尔茨海默病。

（4）性别。总体而言，女性阿尔茨海默病患者数量更多，这可能与女性寿命较长和激素水平的变化有关。

（二）心理社会因素

（1）情绪状态。长期处于负面情绪状态的老年人更容易患上阿尔茨海默病。

（2）个人性格。阿尔茨海默病与个人性格有一定的关系，性格较内向、不太善于与人沟通的老年人患病概率较高。

（3）社会环境。受教育年限、经济状况、婚姻状况、居住条件等都是阿尔茨海默病的影响因素。例如，受教育年限越长，阿尔茨海默病的发病率越低。

三、阿尔茨海默病老年患者的心理护理措施

（一）注重沟通方式

在对阿尔茨海默病老年患者进行心理护理时，护理员应注意以下几点：

（1）认真倾听并及时反馈。护理员应认真倾听患者说话并及时回应他们，不要无视患者，以免患者认为自己不被重视，进而产生愤怒、焦虑情绪。

（2）采用明确、直接的沟通方式。护理员与患者沟通时，语言应简洁、明了，以便于患者理解；在提及其他人时，应尽量使用名字，避免使用“他（她）”“他（她）们”等人称代词。

（3）鼓励表达。患者在沟通过程中常常会出现记忆错乱、表达不清或理解有误的情况。此时，护理员不要否定他们的说法，避免说“不对”“你认错了”“你听错了”等否定式词句，而应顺应他们的意思，对他们表示理解，并鼓励他们继续表达。

（4）投其所好。护理员应了解患者的兴趣爱好，并以此为话题与他们沟通，以提高患者的沟通意愿和表达能力。

（5）赞美患者。赞美能够增强患者的自信心，促进他们的身心健康。护理员要善于发现患者的特长，对他们做得好的地方及时给予肯定和赞美。

（二）消除不良刺激

阿尔茨海默病患者认知功能下降，处理外部刺激的能力较弱。环境中适当的刺激可激活患者的行为系统，而不适当的刺激可能会加重患者病情。因此，护理员要充分了解患者的病情，做到因人施护。例如，护理员应避免处于重度痴呆期的患者受到长时间的听觉、视觉刺激，以免其产生幻觉。

患者产生幻觉、妄想时，护理员不要否定或纠正其说法，而应安抚他们，并检查环境中是否存在可能引起幻觉的因素，如地板或墙上的影子（见图 5-7），并及时处理。

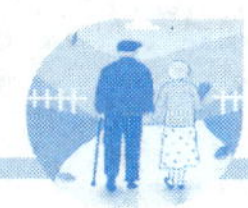

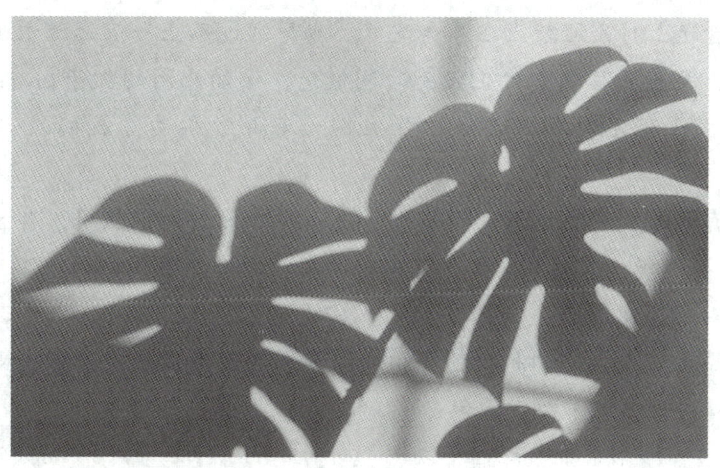

图 5-7　墙上的影子

（三）满足合理需求

患者在身体不适、要求未得到满足时，可能会出现躁动、叫喊甚至打人等攻击性行为。因此，护理员要尽可能地满足患者的合理需求，减少可能引发患者不当行为的因素。

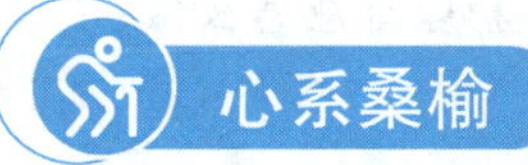

精心照料阿尔茨海默病患者

清晨，在某养老院里，87 岁的阿尔茨海默病患者孙奶奶刚起床，护理员小杨就扶着孙奶奶走进厕所。接下来，小杨给孙奶奶喂水、刷牙、洗脸并陪她吃早饭。小杨说：“中间的顺序不能乱，如果先给她刷牙，再喝水，那么她可能会把漱口水喝下去。在阿尔茨海默病患者的思维里，按部就班才能获得安全感。”早饭后，小杨会陪孙奶奶玩抛球游戏、识字游戏，并为她按摩手、腿、背、肩。如果天气好，小杨还会带着孙奶奶在广场遛弯。吃过午饭，孙奶奶会睡两个多小时，午睡起床后，重复上午的游戏，然后吃晚饭。

6 年来，在养老院工作的小杨照料过各式各样性格的阿尔茨海默病患者。“有的老人生性胆小，我记得有一位奶奶，从来不和别人说话。她一个人坐在床上，要么看电视，要么发呆。每次看到有人从身边经过，她都会紧握双拳，瞪大眼睛狠狠地盯着对方，露出惊恐的表情，直到对方离开。”小杨表示，她看在眼里，心疼得很。每次来到那位奶奶身边，小杨都会对着她微笑，并做一个简短的自我介绍：“奶奶你好，我叫小杨。”然后，她会陪着老人聊天。“他们很容易忘记我，但我不会忘记他们。和他们交流要有耐心，要做好每天自我介绍的准备。”小杨说。

“有的患者晚上特别活跃。在养老院里，我见到过不止一位患阿尔茨海默病的老人晚上异常兴奋，几乎不睡觉。他们没有时间概念，像幼儿园的孩子，有些‘任性’。我们作为护理员，千万不能急、不能恼。他们一有异常举动，我们的心里的弦就要绷紧。”小杨说。

“我见过有的老人，想说话却说不出、说不清，他心急、焦虑，甚至抓狂、哭泣，但又无可奈何。”小杨说，她第一次见到那样的场景，有些害怕。但现实只给了她5秒钟时间思考，随后她镇定下来，开始安抚老人、逗老人开心。她说：“患这个病的老人，非常依赖身边熟悉的人。他们和我朝夕相处，如果我都害怕了，他们会更紧张。我的职责是让他们安心，用真诚来打动他们。”

（资料来源：杜玉全、胡谦，《时间里的摆渡人：她照护阿尔茨海默病患者6年，“做好每天自我介绍的准备”》，红星新闻，2023年7月27日，有改动）

课堂讨论

当阿尔茨海默病老年患者躁动、叫喊，不配合护理员为其穿衣时，护理员应怎么做？

（四）加强家庭支持

在我国，大部分阿尔茨海默病患者在家中接受照护，家庭支持直接影响患者病情的进展。因此，护理员应当向患者家人介绍相应的知识和技能，以尽量提高患者的生活质量和心理健康水平。

（1）基础护理。护理员应指导患者家人为患者做好穿衣照料、卫生照料等工作，并按时为卧床患者翻身、按摩，促进全身血液循环，预防压疮。

（2）饮食护理。护理员应指导患者家人在进行饮食护理时选择合适的方式，选择原则如下：① 对轻度痴呆期和中度痴呆期患者，可鼓励其自行进食，在其进食过程中不宜催促，以防噎食；② 对重度痴呆期患者，应采取合适体位缓慢喂食；③ 若患者拒食，不应勉强，可先让患者做些别的活动，转移注意力后再劝其进食。

（3）安全护理。阿尔茨海默病患者由于认知、行为障碍，在日常生活中易发生意外，如误吸、误服、跌倒、走失、烫伤、自伤或伤人等。护理员要加强患者家人的安全意识，提醒他们留意患者安全，保管好日常生活中的危险物品（如棍棒、剪刀），防止患者自伤或伤人。此外，护理员还应指导患者家人准备紧急联系挂牌或紧急联系手环等（上面注明患者姓名及联系人电话号码等），如图5-8所示，并让患者随身携带。

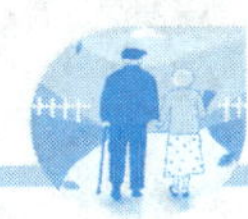

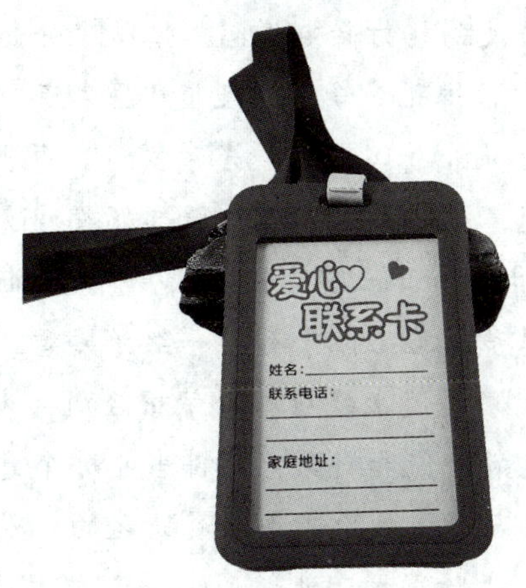

图 5-8　紧急联系挂牌

（五）改善认知障碍

护理员可通过以下训练改善阿尔茨海默病患者的认知障碍：

（1）益智游戏。填词游戏、脑筋急转弯等益智游戏有助于训练患者的思维能力。

（2）运动训练。散步、跳舞、太极拳、爬楼梯等运动可以促进大脑血液循环，改善心肺功能，从而促进患者认知功能的恢复。

阿尔茨海默病老年人的时间感训练方法

（3）记忆训练。护理员可以通过数字记忆训练、图片记忆训练、扑克牌记忆训练、回忆训练等方式改善患者的记忆力。

（4）美术训练。绘画、涂鸦等活动有助于患者提高注意力等。

（5）日常生活技能训练。护理员可以训练患者使用家电、完成日常梳洗等，以提高患者的思维能力。

心系桑榆

孔爷爷的记忆守护者

孔爷爷出生于湖南省，今年 88 岁。对于他，最珍贵的回忆莫过于在战场上的日子。参加过战争的他，左腿曾被弹片所伤，两只耳朵也被炸弹震伤。

三年前，孔爷爷患上了阿尔茨海默病。因为听力受影响，孔爷爷基本无法和人沟通，没有社交和娱乐活动，性格变得固执、偏激。他只生活在自己的世界里，有时甚至连老伴都认不出来。

两个月前，家人把孔爷爷送到了照护中心。刚入住的前几天，因为与日夜陪伴的老伴分开，孔爷爷很不适应，坐立难安，整日整夜在走廊游走，寻找出口。发现电梯后，

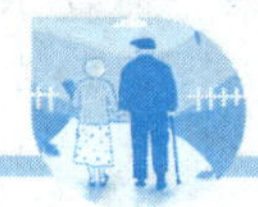

孔爷爷一直蹲守在电梯口，用手使劲敲打着电梯门，情绪十分焦躁。

经过一周的细心观察，负责照护孔爷爷的护理员小陈找到了突破口。她经常拿出孔爷爷和战友年轻时的照片，陪着孔爷爷回忆那段光荣岁月。每当这时候，孔爷爷总是眼神放光，一边展示他腿上的伤疤，一边神采奕奕地说起那段峥嵘岁月。

慢慢地，孔爷爷安静下来了，每日三餐“光盘”，体重逐渐回升，连敲打电梯门的行为都减少了，眉头也舒展了很多，脸上似乎有了一丝丝笑意。

小陈还经常安排孔爷爷为大家讲述上战场那段荣耀经历，表演战场上骑马的动作。在表演时，孔爷爷的眼里总是充满骄傲和自豪，仿佛当年那个意气风发的他又回来了。

小陈说：“每一个患有阿尔茨海默病的老年人最缺乏的就是安全感，他们渴望被尊重，渴望得到真诚的爱。所以，我特别希望能够通过一己之力，减轻疾病带给他们的痛苦，让他们优雅地老去，拥有快乐、舒适、有尊严的晚年生活。”

（资料来源：张春祥、田甜、潘显璇，《探访长沙阿默认知症照护中心：只想让你记得多一点，再多一点》，《湖南日报》，2020 年 8 月 28 日，有改动）

任务实施

观后感分享——阿尔茨海默病老年患者的心理护理

【任务描述】

观看电影《困在时间里的父亲》并撰写观后感。

【实施流程】

（1）学生观看电影《困在时间里的父亲》，重点关注患有阿尔茨海默病的主人公的心理变化，主人公的女儿、护工等对其采取的心理护理措施。

（2）撰写观后感，字数不少于 300 字。

（3）教师随机选择几名学生分享观后感。

学习成果自测

1. 填空题

（1）焦虑症分为______________与惊恐障碍两种类型。

（2）______________指由各种心理社会因素引起的睡眠障碍，包括失眠症、嗜睡症、睡眠—觉醒节律障碍等。

（3）睡眠障碍的行为干预方法主要包括刺激控制法和______________。

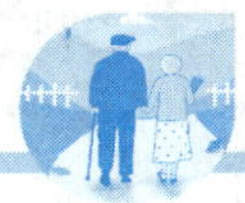

（4）__________常发生于老年和老年前期，是以认知障碍和行为损害为特征的中枢神经系统退行性疾病。

2. 单项选择题

（1）王爷爷，78 岁，近半年睡不好觉，心情不好，对什么事情都没有兴趣，总是感觉疲乏，精力差，力不从心，认为活着没有意思，甚至有了轻生的念头。王爷爷的症状最符合下列哪种疾病（　　）。

A．焦虑症　　B．抑郁症

C．睡眠障碍　　D．阿尔茨海默病

（2）下列关于焦虑症影响因素的说法，不正确的是（　　）。

A．如果近亲中有焦虑症患者，老年人患焦虑症的可能性更高

B．家庭中的冲突、暴力事件与焦虑症的发生和发展密切相关

C．完美主义、过度自卑、对未来充满恐惧感的人，患焦虑症的可能性较低

D．应激事件容易给老年人的心理状态造成极大的冲击，进而使他们患上焦虑症

（3）下列选项中，属于引发抑郁症的心理社会因素的是（　　）。

A．遗传因素　　B．性别因素

C．应激事件　　D．健康状况

（4）下列选项中，属于引发睡眠障碍的生理因素的是（　　）。

A．机体老化　　B．不良行为习惯

C．空气质量　　D．情绪状态

（5）下列关于阿尔茨海默病主要表现的说法，不正确的是（　　）。

A．在轻度痴呆期，患者近期记忆减退

B．在中度痴呆期，患者近期、远期记忆严重受损

C．在中度痴呆期，患者出现明显的人格改变

D．在重度痴呆期，患者仍能做些熟悉的日常工作

3. 简答题

（1）简述焦虑症老年患者的心理护理措施。

（2）简述抑郁症老年患者的心理护理措施。

（3）简述睡眠障碍老年患者的心理护理措施。

（4）简述阿尔茨海默病老年患者的心理护理措施。

学习成果评价

进行学习成果评价，并将评价结果填入表 5-4 中。

表 5-4　学习成果评价表

班级		组号		日期	
姓名		学号		指导教师	
项目名称	老年人其他疾病的心理护理				
评价项目	评价内容		分值	自我评分	教师评分
理论知识（40%）	焦虑症、抑郁症、睡眠障碍、阿尔茨海默病的主要表现		10		
	焦虑症、抑郁症、睡眠障碍、阿尔茨海默病的影响因素		10		
	焦虑症、抑郁症、睡眠障碍、阿尔茨海默病老年患者的心理护理措施		20		
实践技能（40%）	能够对焦虑症老年患者进行心理护理		10		
	能够对抑郁症老年患者进行心理护理		10		
	能够对睡眠障碍老年患者进行心理护理		10		
	能够对阿尔茨海默病老年患者进行心理护理		10		
综合素养（20%）	遵守课堂纪律，积极回答问题		5		
	养成细致、专注、严谨的学习态度		5		
	理解不同疾病老年患者的行为表现和心理需要，具备充沛的爱心和耐心，给予老年人足够的关注和关怀		5		
	能够通过有针对性的心理护理措施，减轻疾病带给老年人的痛苦，让他们优雅地老去，拥有快乐、舒适、有尊严的晚年生活		5		
合计			100		
自我评价					
教师评价					

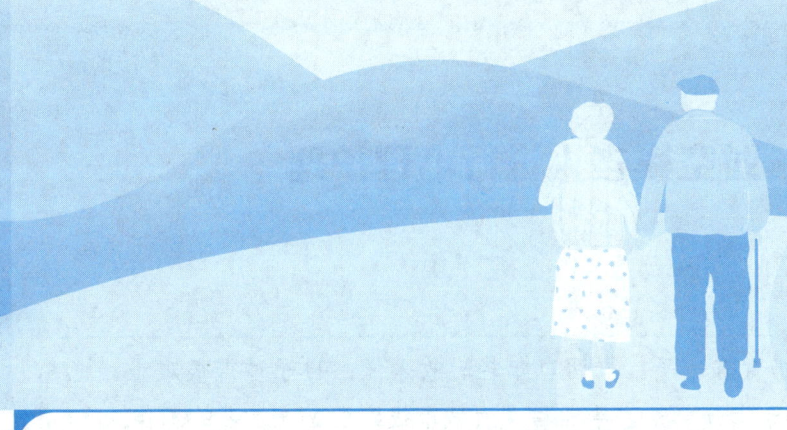

项目六
老年人婚姻家庭中的心理护理

项目引言

婚姻家庭是老年人生活的重要组成部分，能对老年人的心理健康产生巨大影响。帮助老年人应对在婚姻家庭中出现的心理问题，可以让他们生活更幸福、美满。通过本项目的学习，护理员应了解不同婚姻家庭中老年人的心理特征，并掌握具有针对性的心理护理措施。

知识目标

- 了解空巢老人、丧偶老年人、受虐老年人的心理特征。
- 了解空巢老人的心理需求。
- 了解虐待老年人行为的分类和受虐老年人的识别。
- 掌握空巢老人、丧偶老年人、受虐老年人的心理护理措施。
- 了解引发夫妻冲突、代际冲突的因素。
- 掌握发生夫妻冲突、代际冲突后的老年人的心理护理措施。

素质目标

- 深入洞察老年人在婚姻家庭中的情感诉求，及时给予老年人理解和支持。
- 切实关爱老人心理健康，通过倾听和陪伴，为老年人带来温暖和慰藉。

任务一　对空巢老人进行心理护理

任务导入

张爷爷，68岁，和李奶奶育有一子。老两口年轻时收入低，日子过得很艰难，把儿子拉扯大很不容易。好在儿子十分争气，毕业后在大城市找到了令人羡慕的工作。

前些年，张爷爷还觉得这样很好，儿子独立了，他很欣慰。近几年，儿子升职，工作越来越忙，回家探望老两口的次数也越来越少。待在空荡荡的家里，张爷爷时常感觉孤独、失落，并常常抱怨儿子不关心自己。

思考：

（1）空巢老人具有哪些心理特征和心理需求？

（2）如何对空巢老人进行心理护理？

知识讲解

一、空巢老人的心理特征和心理需求

空巢是指无子女或子女成年后离开而只剩下中老年人独守的家庭。随着社会经济发展，家庭结构小型化，人口平均预期寿命延长，我国的空巢老人日益增多。

（一）空巢老人的心理特征

空巢老人一般具有以下心理特征：

（1）孤独。子女离家后，老年人容易感到孤独、寂寞。对于那些老伴已经去世的空巢老人来说，孤独感会更加明显。

（2）焦虑。由于子女不在身边，空巢老人常常感到在遇到困难时无人可依靠，更容易对自身的健康状况、经济状况、养老问题等感到焦虑。

（二）空巢老人的心理需求

了解空巢老人的心理需求是护理员实施心理护理的基础。空巢老人的心理需求主要包括以下几个方面：

（1）安全需求。安全需求是指空巢老人感到安全、稳定和受保护的心理需求。由于无子女陪伴，空巢老人更容易担心发生意外事故，因此他们格外关注日常生活的安全性，期望得到充分的照顾和保护。

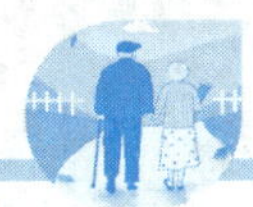

（2）健康需求。为了减轻子女的照料负担，空巢老人普遍关注自己的健康状况，惧怕生病。在养老资金的分配上，空巢老人通常会将相当一部分资金用于医疗开支。

（3）亲情需求。空巢老人通常希望与子女保持密切的联系，希望能够得到子女的关爱，感受亲情的温暖。

（4）社交需求。由于无子女陪伴，空巢老人会更加渴望在社交中寻找情感上的寄托和安慰，希望加强与邻居、护理员、社区工作者等人的交流。

课堂讨论

不少诈骗分子以空巢老人为目标，以假意关怀赢得空巢老人的信任，进而通过售卖保健品、投资理财产品等方式骗取空巢老人的钱财。

为什么空巢老年人容易上当受骗？如何提高空巢老人的防骗意识？

如何提高空巢老人的防骗意识

二、空巢老人的心理护理措施

空巢现象在现代社会十分普遍，对老年人的心理健康造成了一定影响。为了有效缓解这一现象对老年人心理的负面影响，护理员可采取以下措施。

（一）调整空巢老人的认知

护理员首先要引导空巢老人正确认识空巢现象，使他们意识到，子女离家是成长和独立的标志，作为父母应该为子女的成长感到高兴。如果空巢老人为养老问题感到担忧，护理员可以向其介绍居家社区养老、机构养老等养老方式，减轻空巢老人的焦虑情绪。

小 贴 士

居家社区养老是指老年人居住在家中，接受社区、企业等提供的养老服务。机构养老是指老年人居住在养老机构中，接受机构提供的养老服务。

（二）帮助空巢老人加强与子女的沟通

虽然空巢老人不与子女一起居住，但仍有与子女沟通的需求。护理员应主动帮助空巢老人加强与子女的沟通，具体方法如下：

（1）及时将空巢老人的情况告知他们的子女，建议子女主动与父母联系。

（2）指导空巢老人使用智能手机，帮助他们通过语音通话、视频通话等方式与子女沟通。

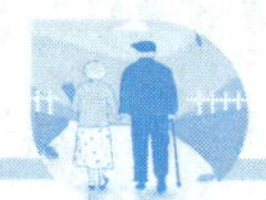

（3）当空巢老人与子女出现矛盾时，护理员先分别了解双方的想法，再引导双方互相尊重、适度让步，以促进矛盾的解决。

（三）丰富空巢老人的生活

培养阅读、绘画、书法（见图 6-1）、做手工等兴趣爱好，有助于丰富空巢老人的生活，减轻子女不在身边给他们带来的孤独感和焦虑感，提高空巢老人的自我效能感和生活质量。

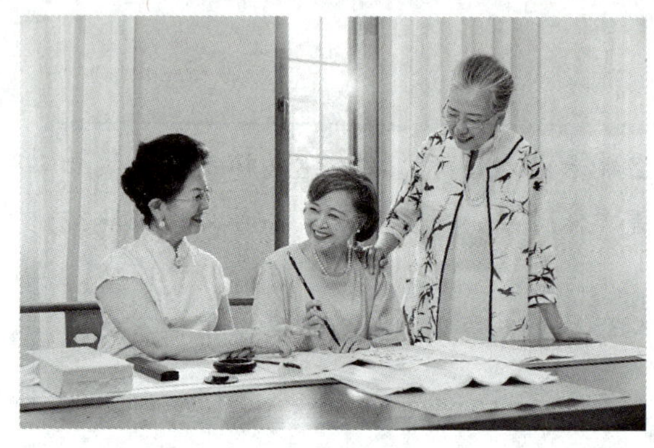

图 6-1　练习书法的老年人

（四）鼓励空巢老人进行社会交往

护理员应鼓励空巢老人多走出家门，扩大社会交往，具体方法如下：

（1）鼓励空巢老人参加社区组织的各类活动，如健康讲座、手工活动、园艺活动等，从而认识志同道合的朋友，加强与他人的交流。

（2）根据空巢老人的兴趣和特长，推荐他们加入相应的兴趣组织，如老年人摄影协会、老年人棋牌协会、老年人舞蹈队等，从而满足空巢老人的精神需求，扩大他们的社交圈。

（3）引导空巢老人在日常生活中多与邻居互动，如与邻居一起聊天、下棋、锻炼等。另外，还可以将空巢老人的情况告知社区养老服务中心，请社区工作者和志愿者在日常生活中加强对空巢老人的陪伴和照顾。

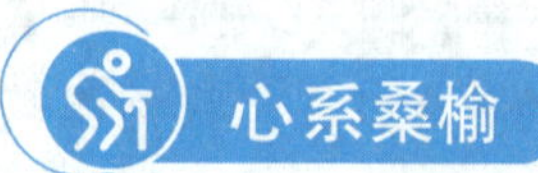

不再孤单的空巢老人

随着社会关注度的提升，社区工作力度的加大，以及老年人自我观念的革新，空巢老人开始过上了老有所依、老有所乐的生活，不再孤单。

社区服务让空巢老人老有所依

今年 72 岁的陈阿姨虽然是一名空巢老人，但她的生活格外精彩。陈阿姨说：“我两个孩子都在外地工作，逢年过节才能回来。老伴刚故去那会儿，我消沉了好一阵子。

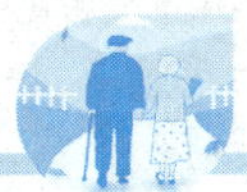

同学聚会的时候，我发现不少人跟我处境一样，但他们上了老年大学，日子也不那么枯燥了。于是我也想上个老年大学，打听后发现，原来我们社区就为老年人开设了各种各样的学习班。我报名了古筝班、书法班、瑜伽班，还参加了模特队、舞剑队和舞蹈队，经常有演出或比赛。我现在的生活非常充实。”

陈阿姨说，老龄社会来临，空巢老人会越来越多，但只要安排好自己的生活，“空巢”也没有那么可怕。

陈阿姨所在的长春市双德乡阳光社区共有98名空巢老人。为了让社区老年人，尤其是空巢老人老有所依、老有所乐，社区采取了一系列措施，围绕人文关怀、文化活动、安全保障等方面开展服务。同时，社区还注重挖掘老年人的特长，引导有能力的老年人参与社区建设，积极为老年人实现自身价值搭建平台。

“代理儿女”助空巢老人安享天伦

长春市绿园区互助社区开展了“代理儿女”助老公益项目，不少空巢老人在“代理儿女”的照顾下过上了老有所依的生活。互助社区推行辖区内志愿者与空巢老人“结对子”的措施，切实解决空巢老人最现实的生活问题，并经常开展以精神慰藉为主的亲情互动关爱活动。

社区的隋奶奶80多岁，生活不能自理。隋奶奶的老伴也年纪大了，行动不便。由于子女长年不在身边，老两口在生活中时常遇到困难。互助社区的张主任入户走访时了解了隋奶奶家里的情况，主动担任起隋奶奶的“代理儿女”。从2011年开始，每逢周末，张主任都会来到隋奶奶家，帮助老人购物、打扫卫生，或陪同老人就医。

互助社区的梁书记说：“这项服务以社区干部、驻街人大代表、政协委员和其他热心老龄事业的志愿者为主体，他们与辖区内的空巢老人‘结对子’，进行一对一的志愿服务。社区还会定期组织空巢老人与‘代理儿女’一同参加集体性联谊活动。在互助社区，已经有超过200名空巢老人通过该项目受益。”

（资料来源：马俊华、谢龙，《“空巢老人”的生活不再孤单》，《吉林日报》，2021年4月19日，有改动）

任务实施

进行调研——空巢老人的心理护理

【任务描述】

了解社区为维护空巢老人心理健康所采取的措施并提出建议。

【实施流程】

（1）学生自由分组，每组3～4人。

（2）各组走访附近社区，了解该社区为维护辖区内空巢老人心理健康所采取的措施，并提出改进建议。

（3）各组提交文字、音频或视频材料，教师进行点评。

任务二　对丧偶老年人进行心理护理

任务导入

吴爷爷，87岁，患有关节炎、糖尿病、高血压等慢性疾病，需要每日服药。吴爷爷的老伴因肺炎住院治疗，但病情突然恶化，抢救无效去世。由于当时医院仅允许一名家人陪护，吴爷爷的儿子担心他身体吃不消，便没有让吴爷爷陪同老伴住院。因此，吴爷爷没有见到老伴最后一面，这也成了他的遗憾。

老伴去世后，吴爷爷身体日渐消瘦，失眠多梦，时常感到很疲惫，干什么事情都没有力气。

思考：

（1）丧偶老年人具有哪些心理特征？

（2）如何对丧偶老年人进行心理护理？

知识讲解

一、丧偶老年人的心理特征

丧偶对于老年人来说是巨大打击，会对其身心健康造成极大影响。丧偶老年人通常具有以下心理特征：

（1）悲伤。在失去老伴后，老年人会感到极度痛苦，心情沉重。这种悲伤情绪可能会持续数月甚至数年，使老年人受尽折磨。

（2）孤独。失去了互相扶持的老伴，丧偶老年人会感到前所未有的孤独。对于不与子女和其他亲人同住的丧偶老年人来说，这种孤独感会更加明显。

（3）抑郁。长期的悲伤、孤独情绪可能会导致丧偶老年人出现抑郁症状。有的丧偶老年人会沉浸在痛苦中难以自拔，对生活中的一切事物失去兴趣。

（4）自责。有的丧偶老年人认为老伴去世是因为自己没有照顾好老伴或没能及时发现老伴的疾病，他们常常因此感到自责、内疚。

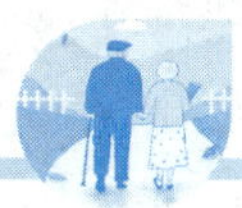

二、丧偶老年人的心理护理措施

护理员应密切关注丧偶老年人的心理状态，采取合适的心理护理措施，帮助他们渡过难关，引导他们乐观地面对生活。

（一）进行心理疏导

在进行心理疏导时，护理员应了解丧偶老年人的经历，充分运用倾听和引导技巧，让丧偶老年人倾诉内心的想法；应使用肢体动作表达关心，如握手（见图 6-2）、拥抱等；应帮助丧偶老年人正确看待丧偶，使其认识到生老病死是不可抗拒的自然规律；应劝导丧偶老年人尽早从悲伤中走出来，树立积极的生活态度，不宜总怀念过去；应提醒丧偶老年人，虽然失去了伴侣，但他们仍然拥有家人、朋友，生活仍然充满温暖。

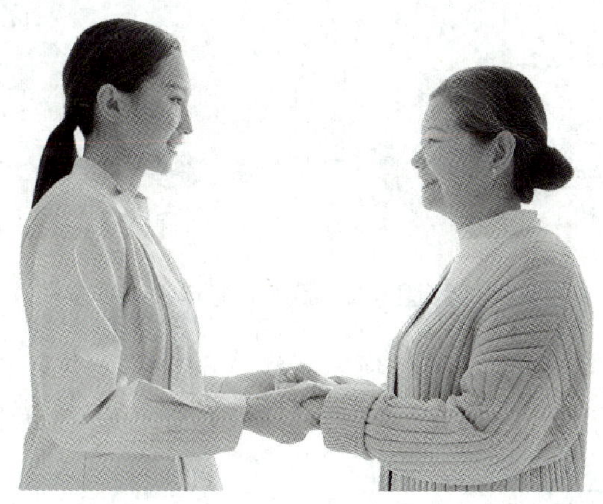

图 6-2　握手

如果丧偶老年人感到自责、内疚，护理员应及时劝慰，让他们认识到老伴去世并非自己的过错，他们已经尽力了。

（二）引导宣泄情绪

对于丧偶老年人来说，宣泄情绪是心理疗愈的必经过程。老年人失去老伴后，内心往往承受着巨大的压力和痛苦。这些情绪如果得不到释放，会对心理健康造成负面影响。因此，护理员应引导他们用合适的方式宣泄情绪，如写日记、唱歌、运动等。

护理员如何引导丧偶老年人宣泄情绪

如果丧偶老年人因悲伤而哭泣，护理员应陪伴在他们身边，不要立即制止他们的哭泣行为。如果丧偶老年人哭泣时间过长或情绪过于激动，护理员应及时采取措施，如提醒他们适当休息、喝水或深呼吸等，帮助他们平复情绪，以免对身体造成不良影响。

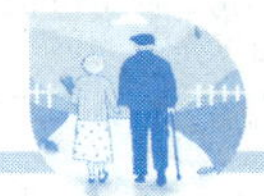

（三）帮助转移注意力

丧偶老年人不宜长期沉浸在消极情绪中。护理员可以建议丧偶老年人暂时与子女同住、外出旅游等，帮助他们分散注意力，暂时忘却丧偶的痛苦。护理员还可以建议丧偶老年人培养兴趣爱好，如阅读（见图 6-3）、书法、写作、绘画等，帮助他们充实生活，重新找回对生活的热情。

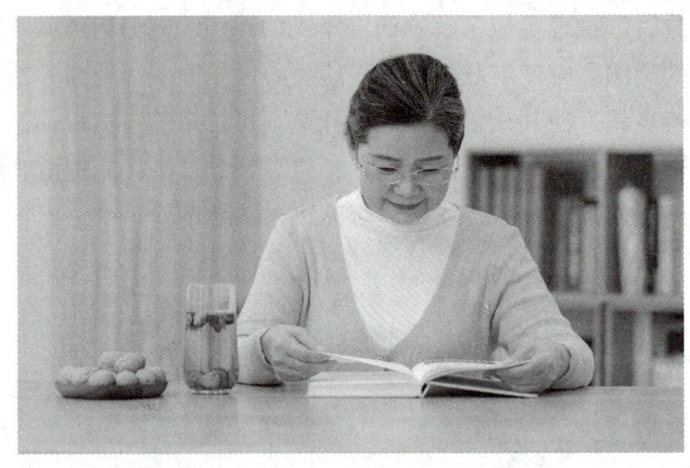

图 6-3　阅读的老年人

需要注意的是，护理员应密切关注丧偶老年人的情绪变化，如果发现他们始终难以转移注意力，无法摆脱消极情绪，应建议他们及时寻求专业心理咨询师的帮助。

（四）引导子女关心

护理员应与丧偶老年人的子女沟通，引导他们在特殊时期加强对丧偶老年人的关心。如果子女不在身边，护理员可以鼓励他们通过语音通话、视频通话等方式加强与丧偶老年人的联系。护理员还可以建议子女与丧偶老年人一起参加活动，如旅游等；提醒子女关注丧偶老年人的身体健康，定期带丧偶老年人去体检；引导子女关注丧偶老年人的心理健康，给予丧偶老年人支持和鼓励，帮助他们应对丧偶带来的消极情绪。

（五）协助规划未来

丧偶后，老年人常常不知道如何规划今后的生活。因此，在丧偶老年人冷静下来后，护理员可引导他们思考未来的生活安排，如独居、和子女同住、去养老院生活、再婚等。如果老年人希望独居，护理员可以向其介绍居家安全知识；如果老年人倾向于去养老院生活，护理员可以介绍一些相关机构和服务。护理员应考虑老年人的身体状况、经济能力等因素，尽可能为老年人提供帮助。需要注意的是，护理员应始终尊重老年人的自主权，不要随意评价老年人的选择。

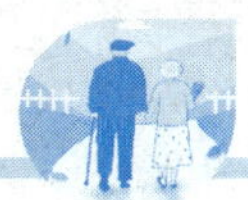

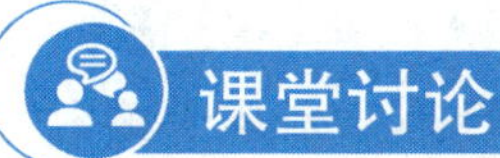

李爷爷对护理员说："我老伴走了快两年了，一个人生活可真孤独啊。有时候，我会想着去养老院住，和同龄人聊聊天。可是，我怕别人笑话我，也怕孩子们不理解。"

如果你是护理员，你会如何回答李爷爷？

任务实施

情景模拟——丧偶老年人的心理护理

【任务描述】

冯奶奶，75 岁，存在听力障碍。丈夫在世时，冯奶奶心态较为乐观，常与丈夫一起外出锻炼。丈夫意外去世后，冯奶奶开始独居，且不愿外出与人交流。

冯奶奶常常失眠，每当想起丈夫都会不由自主地流泪。子女回家看望她的时候，经常听到她自言自语，说一些奇怪的话，如"老头子，什么时候来见一面"。冯奶奶的子女很担心，聘请了护理员来陪伴、照顾冯奶奶。

【实施流程】

（1）学生自由分组，每组 3～5 人。

（2）讨论冯奶奶的心理特征和相应的心理护理措施。

（3）选出组员扮演冯奶奶和护理员，模拟对冯奶奶进行心理护理的情景。

（4）教师根据情景模拟的情况进行点评。

任务三　对受虐老年人进行心理护理

任务导入

周爷爷，85 岁，患病卧床，生活不能自理。同村的张某受聘到周爷爷家中照料周爷爷的日常生活。周爷爷吃饭时不小心将饭弄到地上，张某心生怒火，猛击周爷爷的头部，导致周爷爷受伤。

张爷爷，88 岁，居住在养老院里。护工经常嘲笑张爷爷大小便不能自理，还在其他老年人面前谈论此话题，让张爷爷感到十分羞愧。

钟爷爷与何奶奶是结婚 50 余年的夫妻。某日，何奶奶不小心打碎了一个碗，钟爷爷便勃然大怒，对何奶奶拳打脚踢。

思考：

（1）虐待老年人行为可分为哪几种类型？上述情景中的虐待行为分别属于哪种类型？

（2）受虐老年人有哪些心理特征？

知识讲解

一、虐待老年人行为的分类

由于年龄增长、身体机能衰退等因素，老年人在日常生活中更为依赖他人。如果照护人员责任心不足、监管缺失，老年人会在一定程度上面临遭受虐待的风险。

虐待老年人行为主要可分为以下几类：

（1）生理虐待，如推搡、殴打、监禁老年人，让老年人挨饿等。

（2）心理虐待，如威胁、恐吓、侮辱、呵斥、孤立老年人等。

（3）经济虐待，如剥夺老年人的生活必需品、限制老年人的花销等。

二、受虐老年人的心理特征

受虐老年人通常具有以下心理特征：

（1）焦虑。受虐经历会使老年人出现焦虑、紧张情绪。他们常常担心再次受到伤害，难以放松和信任他人，甚至出现躯体症状，如心慌、失眠等。

什么是创伤后应激障碍

（2）恐惧。受虐老年人会对施虐者或类似虐待的情境感到极度害怕，有时甚至会出现创伤后应激障碍。

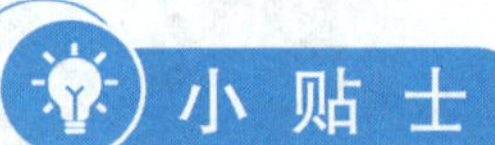

小贴士

创伤后应激障碍是一种与遭遇到威胁性或灾难性心理创伤有关，延迟出现并长期持续的精神障碍。

（3）抑郁。受虐老年人容易对生活产生厌倦情绪，甚至可能会出现自伤、自杀的想法或行为。

（4）无助。许多受虐老年人不知道如何寻求帮助或解决问题。

（5）自我否定。受虐老年人可能会产生自我否定心理，认为自己没有价值，不值得被

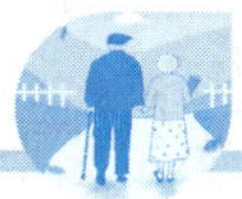

关爱。这种自我否定心理会进一步加重焦虑、抑郁情绪，使他们更加难以摆脱被虐待的阴影。

三、受虐老年人的识别

虐待常发生在健康状况不佳的老年人身上。此外，虐待还存在性别差异，老年女性比老年男性更容易遭受虐待。常见的施虐者有子女、老伴、其他亲属、保姆、护工等。

虐待现象有时是隐蔽的，且受虐老年人常因各种原因否认被虐待的事实。当护理员发现老年人有疑似受虐的情况时，应保持警觉，主动了解相关情况，保护和救助老年人。

受虐老年人的识别方法如下：

（1）了解健康史。护理员应了解老年人的既往病史、手术史、用药情况等信息，并判断有无异常现象。例如，如果老年人没有重大疾病史却异常消瘦，这可能是虐待导致的营养不良。

（2）观察身体状况。身体上的不正常外伤是生理虐待的证据。护理员应观察老年人身体上是否存在瘀青、红肿、勒痕、伤口等。此外，由于施虐者疏于照料，受虐老年人常常外观不整洁，具体表现为头发凌乱、衣物脏污、身上散发异味等。

（3）观察心理状态。受虐老年人因为长期的身心折磨，心理状态不佳，表现为情绪低落、沉默寡言、精神恍惚等。对此，护理员需要细心观察和进一步询问。

（4）观察行为方式。突然的行为改变（如突然对某个人过于顺从等）可能是遭受虐待的结果。护理员应留心老年人的行为方式，及时发现潜在的虐待行为。

（5）使用标准化评估工具。护理员可使用标准化评估工具，如老年人被虐风险评估表、照顾者虐待老年人评估量表等来进一步评估老年人遭受虐待的情况。

课堂讨论

杨奶奶，88 岁，腿脚不便，自理能力差。杨奶奶的女儿聘用赵某到母亲家中当保姆。社区护理员上门走访时，发现杨奶奶腿上有多处淤青，衣服上有大块污渍，头发散发出难闻的气味，疑似被虐待。

社区护理员应如何处理？

四、受虐老年人的心理护理措施

护理员应对受虐老年人采取有针对性的心理护理措施，帮助他们走出心理阴影，重新建立对生活的信心。

（一）关注身心状态

出于害怕报复或认为“家丑不可外扬”等原因，大部分受虐老年人会保持沉默，不愿或不敢主动诉说自己遭受虐待的情况。因此，护理员应单独询问老年人，了解他们的生活状况，以免老年人因施虐者在场而不敢说出实情。

护理员应加强对老年人身心状态的观察，一旦发现老年人可能遭受虐待，应立即向上级报告，及时采取措施保护老年人。对于有受虐可能性的老年人，护理员可以通过定期探访、电话随访等方式了解老年人的生活状况，进行进一步的观察。

（二）建立信任关系

受虐老年人经历过身心创伤，对他人会存在防御心理。护理员在与这些老年人接触时，应更加耐心、温柔，与他们建立信任关系。

在与受虐老年人沟通时，护理员可以用鼓励性的语言、轻柔的语气等表达自己的善意，让他们感到自己是被关心、被重视的。当受虐老年人诉说自己的遭遇时，护理员要耐心倾听，及时给予支持和安慰。

（三）引导自我保护

护理员应帮助受虐老年人提高自我保护意识。例如，护理员可以引导受虐老年人识别潜在的危险信号，如言语恐吓、被限制行动自由、异常的身体接触等，并教会他们在紧急情况下寻求他人帮助或报警。

（四）寻求社会支持

护理员可以帮助受虐老年人寻求社会支持，以便其获得进一步的救助。

（1）根据受虐老年人的需求，护理员可以帮助其联系心理咨询机构，确保他们能够得到及时、有效的心理疏导。

（2）如果虐待情况严重，涉及犯罪，护理员可以协助受虐老年人向警方报案或帮其联系法律援助机构（见图 6-4），以保护他们的合法权益。

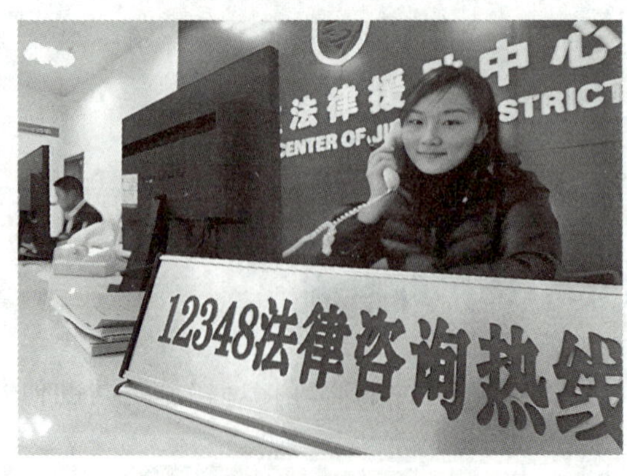

图 6-4　法律援助机构

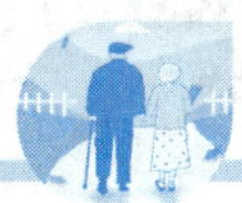

任务实施

课堂讨论——受虐老年人的心理护理

【任务描述】

搜集虐待老年人的案例并讨论心理护理措施。

【实施流程】

（1）学生自由分组，每组 3～5 人。

（2）每组通过查阅新闻报道、法律判决文书等方式搜集虐待老年人的案例。

（3）每组选择一个案例，讨论如何对案例中的受虐老年人进行心理护理。

（4）在根据案例内容、讨论结果制作好 PPT 后，每组送出一名代表在课堂上进行分享。教师根据案例内容、发言情况进行点评。

任务四　对发生婚姻家庭冲突后的老年人进行心理护理

任务导入

周六，陈先生在家里休息。还没起床，他就听到父亲暴怒的声音：“怎么回事，这牛奶是凉的还让我喝，不知道我肠胃不好吗？”陈先生赶紧起床，走出房间，见到父亲突然把早餐掀翻在地，责备母亲准备的早餐不好吃。母亲生气地说：“我做的早餐不好吃，那你自己做早餐啊。几十年来只知道忙工作，好不容易退休，还是一点家务也不做。”父亲反驳道：“我辛辛苦苦工作几十年，还不是为了挣钱养家。”母亲并不回应，只是默默地收拾起地上的早餐。

陈先生看着地上的早餐，小声地嘀咕：“自己不好好吃饭，也不能不让别人吃啊！”这句话让父亲更愤怒了：“我把你养这么大，你居然敢顶撞我？”陈先生不甘示弱地说：“从小到大，你什么时候管过我？都是妈妈替我操心，你到哪里去了？你只会在家里颐指气使，脾气还这么差！”父亲听了陈先生的话，气得浑身发抖。这时母亲也不知道说什么好，眼泪直流。陈先生不忍看到母亲伤心，扶着母亲走进卧室。

思考：

（1）引发夫妻冲突和代际冲突的因素有哪些？

（2）如何对陈先生的父母进行心理护理？

知识讲解

一、对发生夫妻冲突后的老年人进行心理护理

（一）引发夫妻冲突的因素

在生活中，老年夫妻常常会产生矛盾，甚至引发冲突，这不仅影响老年夫妻之间的感情，而且会给他们的心理健康带来负面影响。

引发夫妻冲突的因素源自生活的各个方面，下面介绍一些常见的因素：

（1）经济问题。在生活中，老年夫妻常常会因为财产管理、消费观念等方面的分歧而发生冲突。

（2）沟通方式不当。沟通有助于老年夫妻分享看法、表达情感、解决问题。不恰当的沟通方式，如不认真倾听、不尊重对方的想法、使用攻击性语言等，容易导致误解、冲突。

（3）生活习惯差异。生活习惯差异包括作息时间、卫生习惯、饮食习惯、休闲方式等方面的差异。对于这些差异，如果老年夫妻在日常生活中不能相互理解和适应，就可能产生矛盾，甚至引发冲突。

（4）子女问题。老年夫妻常常在子女的教育、工作、婚姻等方面存在不同的看法，从而引发冲突。

（二）发生夫妻冲突后的老年人心理护理措施

护理员应指导老年人认真对待、妥善化解夫妻冲突，并为老年人提供及时、有效的心理护理。具体来说，护理员可以从以下几个方面入手，为发生夫妻冲突后的老年人提供心理护理。

1．促进夫妻沟通

（1）引导老年人学习语言沟通技巧。护理员应引导老年人使用简单、明了的语言表达观点，以便老伴能够准确理解；引导老年人多赞美老伴，表达对老伴的肯定和欣赏；引导老年人注意沟通中的用词，避免使用攻击性或指责性语言；引导老年人在沟通时使用开放式提问，如“你觉得怎么样”“你有什么想法吗”，以鼓励老伴分享看法和感受。

（2）引导老年人学习非语言沟通技巧。在沟通时，面部表情和肢体动作等非语言行为可以传递情感，增强沟通效果。护理员可以引导老年人在沟通时使用微笑、握手、拥抱、抚肩（见图 6-5）等非语言行为来表达情感。

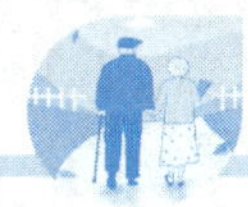

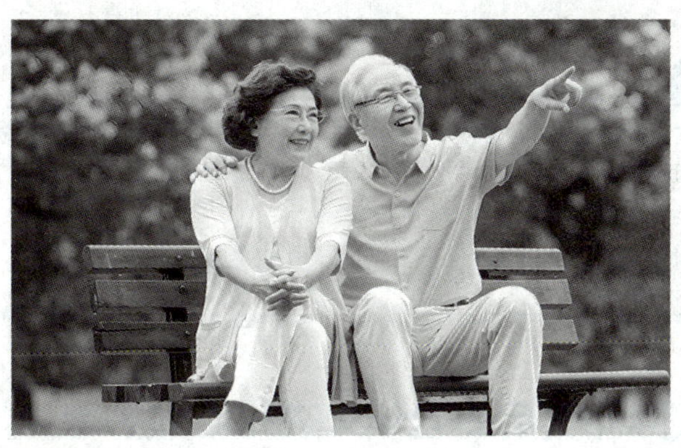

图 6-5　抚肩

（3）引导老年人培养倾听的习惯。倾听能够使老年人更深入地了解老伴的内心想法，并表达对对方的尊重。护理员可以向老年人传授一些具体的倾听技巧，如不随便打断对方说话、适时给予反馈等。

2．引导换位思考

夫妻冲突常常是立场差异导致的，对此，护理员可引导老年夫妻学会换位思考，试着从对方的立场出发去理解对方的观点、态度和行为，了解对方的需求，以增进情感认同。

护理员如何引导老年人进行换位思考

3．寻找共同利益

即使存在分歧，夫妻之间也总会存在某些共同利益。找到共同利益，并以此作为基础来处理分歧，有助于双方达成共识，从对立走向合作。

4．建议适度妥协

适度妥协是解决冲突的关键。护理员应告知老年人妥协并不意味着失败或退让，为了维护夫妻关系，促进家庭和谐，双方都应该做出一定让步。

5．培养共同爱好

护理员可以引导老年夫妻培养共同的兴趣爱好，并建议老年夫妻一起参加活动，如旅游、摄影（见图 6-6）、绘画等，以改善老年夫妻之间的关系，促使他们加深了解、建立信任。

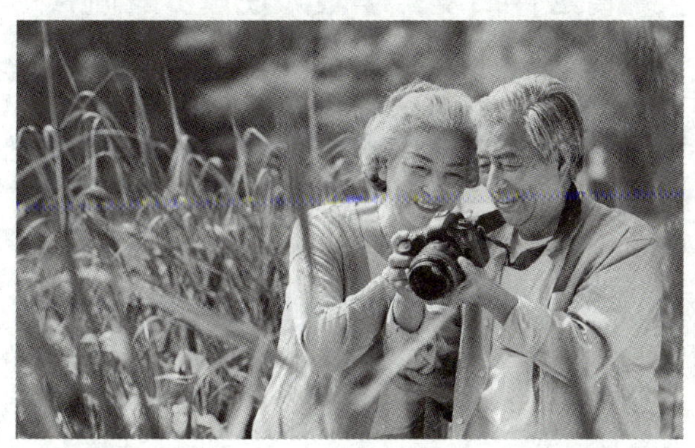

图 6-6　摄影的老年人

吴爷爷对护理员抱怨道："我老伴怎么这么固执呢？我跟她说了好多遍，保健品不是好东西，她非要买，还和我吵架。"

如果你是护理员，你会如何回答？

二、对发生代际冲突后的老年人进行心理护理

（一）引发代际冲突的因素

代际冲突是指两代人或多代人之间的矛盾与对立，经常发生在老年人和子女之间或老年人与孙辈之间。

引发代际冲突的因素复杂多样，下面介绍一些常见的因素：

（1）价值观差异。受不同社会环境的影响，老年人与晚辈之间常常在价值观方面存在差异。例如，老年人认为就业时应重视职业的稳定性，而晚辈则可能更重视工作的发展潜力、内容等。

（2）生活方式差异。生活方式差异体现在作息习惯、消费方式、休闲娱乐方式等多个方面。例如，老年人通常习惯早睡早起，而晚辈可能经常熬夜，习惯晚睡晚起。这些差异容易导致双方在日常生活中产生摩擦。

（3）沟通不畅。随着数字化进程的加快，年轻一代熟练掌握各种数字化工具，而老年人相对滞后，这导致双方在信息交流和理解上容易产生壁垒。此外，有些老年人可能习惯于对晚辈采用命令、控制、威胁、警告等错误的沟通方式，最终引发冲突。

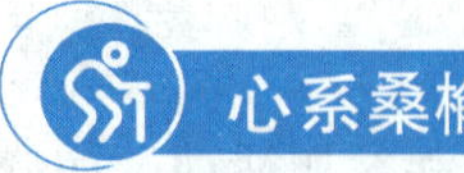

青丝伴白发，年轻人住进养老院

杭州市滨江区民政局在区内某养老院启动了"多代同楼"养老项目试点，为院内老年人招募年轻的陪伴者，希望解决"年轻人生活压力大"和"老年人怕孤独"两大痛点。陪伴者每个月为老年人提供至少10小时的陪伴服务，即可免租入住养老院。

小岳从事水环境设备研发工作，免租入住养老院为刚工作不到一年的他减轻了经济压力。在养老院开展陪伴服务的经历，也让他有机会感受养老院老年人的生活，而这是他过去十分好奇的事情。

小岳会在每个周末上午陪朱爷爷练书法，或陪养老院内其他老年人打乒乓球。朱爷爷写得一手好毛笔字，只要有空，小岳就会陪着他练字。很多时候，朱爷爷在讲，小岳就

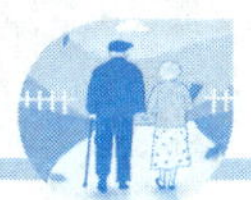

在一旁认真地听，不时协助他铺纸研墨。看到朱爷爷蹲下、弯腰吃力时，小岳会及时上前扶一把。春节来临，朱爷爷还特意写了一副对联让他带回去。

“不只是我陪伴他，他也在陪伴我。”小岳说，他和朱爷爷是朋友，相互需要。小岳大学读的是师范类专业，毕业后考过教师编制但失败了，这让他很有挫败感。朱爷爷知道后，开导他：“要活在当下，把手头的事干好，未来是无限的。”正是这份过来人的经验，帮助小岳慢慢走出焦虑。

（资料来源：陈卓琼，《青丝伴白发，年轻人住进养老院》，《中国青年报》，2024年3月21日，有改动）

（二）发生代际冲突后的老年人心理护理措施

为代际冲突后的老年人提供心理护理，有助于促进家庭和谐，提高老年人的心理健康水平，具体措施如下：

1．引导老年人尊重晚辈

尽管老年人生活经验丰富，在家庭中拥有一定的权威，但晚辈是独立的个体，也有自己的价值观和生活方式。护理员应引导老年人尊重晚辈的选择，不要过多地干预晚辈的生活。需要注意的是，尊重晚辈并不意味着放任晚辈，护理员可以提醒老年人适当地给予晚辈建议。

2．建议老年人加强沟通

护理员可以指导老年人通过面对面沟通、电话沟通、视频沟通等方式加强与晚辈之间的联系，引导老年人积极倾听晚辈的想法，给予晚辈表达观点的机会。护理员还应提醒老年人，在与晚辈交流的过程中不要急于反驳或批评他们，以免影响沟通效果。

3．引导老年人适度让步

发生代际冲突后，护理员应引导老年人适度让步。需要注意的是，这种让步并非无原则地退让，而是建立在尊重、理解的基础上。护理员应提醒老年人保持平和的心态，接纳晚辈观点中正确、合理的部分。

4．建议老年人搁置不重要的冲突

如果晚辈的行为不损害老年人的利益，双方的矛盾未涉及原则性问题，护理员可以建议老年人暂时搁置冲突，等日后有机会再解决。

5．建议老年人组织家庭活动

家庭活动对于缓解代际冲突、促进家庭和谐具有不可忽视的作用。护理员可以建议老年人多组织家庭活动，如家庭聚会（见图6-7）等，以创造更多的相处机会，增进家庭成员之间的感情。

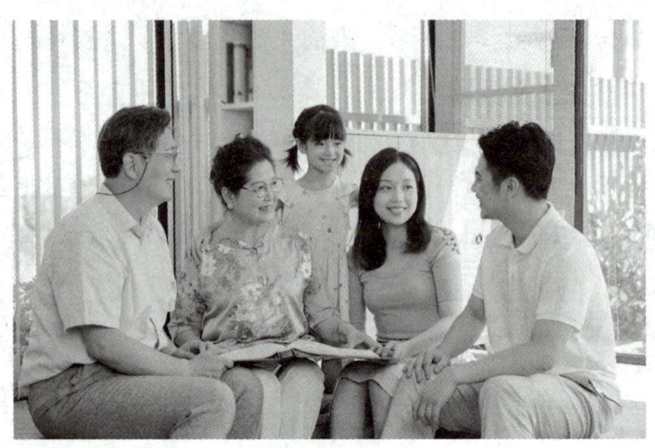

图 6-7　家庭聚会

“心灵驿站”为老年人提供精神疗愈

在北京市西城区德胜街道塔院胡同 12 号院，不时能见到白发苍苍的老年人进出。这个于 2020 年开放的社会心理服务中心，近三年来提供了四五万人次的心理服务，且服务对象多为老年人。

老年人常因什么寻求心理服务？该社会心理服务中心的心理咨询师表示，有些老年人长期独居，子女不在身边，孤独感很强烈；有些老年人与子女一同生活，但一家人共享比较小的居住空间，且两代人生活习惯不一样，老年人容易因琐事而生闷气；还有些老年人因财产问题等和家人产生了芥蒂。

一旦发现身边有出现情绪问题的老年人，社会工作者、社区志愿者就会主动介入，带他们来到这家“心灵驿站”。

“老年人情绪问题背后往往有具体的原因，除了情绪波动，有时他们还会出现躯体症状。”心理咨询师说。与医院提供的心理咨询不同，社区心理服务是心理咨询服务和社会工作的融合，心理咨询师既要缓解老年人的情绪问题，也要为老年人提供解决问题的建议。

因此，心理咨询师在首次接待老年人时，会先对老年人的情况进行评估。对于情绪问题，心理咨询师可提供帮助；涉及人际关系、法律等具体问题，则需要对接社区，由社区工作人员帮助老年人解决问题。

在这个过程中，心理咨询师有时还会发现其他需要帮助的家庭成员，并延伸服务。例如，有心理咨询师接待过一名患有抑郁症的青少年。在入户走访时，她发现孩子的爷爷性格偏执，习惯以自我为中心，经常辱骂孩子。进一步了解后，该心理咨询师发现爷爷的情绪问题与家庭的内部冲突相关，如房产分配引发的矛盾。之后，该心理咨询师根

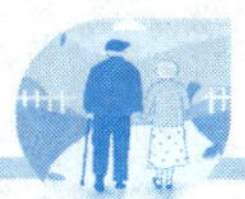

据具体情况，有针对性地为孩子和爷爷提供帮助：通过绿色通道将孩子送往医院就诊，并提供线上心理咨询；将爷爷的问题反馈到社区，请社区联系公益律师为爷爷提供法律建议。

（资料来源：戴轩，《开在家门口的“心灵驿站”：为老年人提供精神疗愈》，《新京报》，2022 年 10 月 29 日，有改动）

任务实施

情景模拟——发生婚姻家庭冲突后的老年人的心理护理

【任务描述】

潘奶奶，63 岁，小学文化。有一次，2 岁的孙子感冒，潘奶奶很着急，未经儿媳同意就给孙子服用了成人特效感冒药。儿媳发现后，情绪激动，指责潘奶奶想要害死孙子。潘奶奶感到很委屈，但一直隐忍不发。当天下午，潘奶奶参加社区组织的老年合唱活动时，主动找社区护理员倾诉，情绪激动，几度流泪，表示不想回家。

【实施流程】

（1）学生自由分组，每组 3～5 人。

（2）讨论引发潘奶奶和儿媳冲突的因素和相应的心理护理措施。

（3）选出组员扮演潘奶奶和护理员，模拟对潘奶奶进行心理护理的情景。

（4）教师根据情景模拟的情况进行点评。

学习成果自测

1. 填空题

（1）__________是指无子女或子女成年后离开而只剩下中老年人独守的家庭。

（2）有的丧偶老年人会沉浸在痛苦中难以自拔，对生活中的一切事物失去兴趣。这种心理特征是____________。

（3）认为自己没有价值，不值得被关爱，这体现了受虐老年人的___________心理。

（4）____________是指两代人或多代人之间的矛盾与对立，经常发生在老年人和子女之间或老年人与孙辈之间。

2. 单项选择题

（1）在下列选项中，不属于空巢老人主要心理需求的是（　　）。

A．安全需求　　　　B．自我实现需求

C．社交需求　　　　D．亲情需求

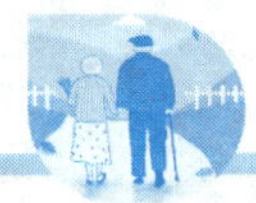

（2）下列关于丧偶老年人心理护理的说法，正确的是（　　）。

A．丧偶老年人不宜长期沉浸在消极情绪中

B．宣泄情绪不利于丧偶老年人的心理健康

C．护理员应阻止丧偶老年人哭泣

D．护理员应劝说丧偶老年人去养老院生活

（3）孙奶奶老伴三年前去世。由于行动不便、无人照顾，她只能搬来与儿子同住。但是三年来，儿子总把孙奶奶锁在屋里，不允许她出门。这种行为属于（　　）。

A．生理虐待　　B．心理虐待

C．经济虐待　　D．忽视虐待

（4）下列关于受虐老年人心理护理的说法，不正确的是（　　）。

A．护理员应留心老年人的行为方式，及时发现潜在的虐待行为

B．受虐老年人常常担心再次受到伤害，难以放松和信任他人

C．大部分受虐老年人会保持沉默，不愿或不敢主动诉说自己遭受虐待的情况

D．老年男性比老年女性更容易遭受虐待

（5）下列选项中，不属于引发夫妻冲突因素的是（　　）。

A．经济因素　　B．沟通方式不当

C．生活环境差异　　D．生活习惯差异

3．简答题

（1）简述空巢老人的心理护理措施。

（2）简述丧偶老年人的心理护理措施。

（3）简述受虐老年人的心理护理措施。

（4）简述发生夫妻冲突后的老年人的心理护理措施。

（5）简述发生代际冲突后的老年人的心理护理措施。

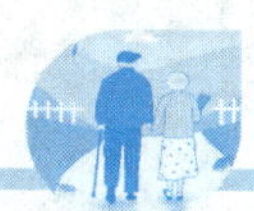

学习成果评价

进行学习成果评价，并将评价结果填入表 6-1 中。

表 6-1　学习成果评价表

<table>
<tr><td>班级</td><td></td><td>组号</td><td></td><td>日期</td><td colspan="2"></td></tr>
<tr><td>姓名</td><td></td><td>学号</td><td></td><td>指导教师</td><td colspan="2"></td></tr>
<tr><td>项目名称</td><td colspan="6">老年人婚姻家庭中的心理护理</td></tr>
<tr><td>评价项目</td><td colspan="3">评价内容</td><td>分值</td><td>自我评分</td><td>教师评分</td></tr>
<tr><td rowspan="4">理论知识
（40%）</td><td colspan="3">空巢老人、丧偶老年人、受虐老年人的心理特征</td><td>10</td><td></td><td></td></tr>
<tr><td colspan="3">空巢老人的心理需求</td><td>10</td><td></td><td></td></tr>
<tr><td colspan="3">虐待老年人行为的分类和受虐老年人的识别</td><td>10</td><td></td><td></td></tr>
<tr><td colspan="3">引发夫妻冲突、代际冲突的因素</td><td>10</td><td></td><td></td></tr>
<tr><td rowspan="4">实践技能
（40%）</td><td colspan="3">能够对空巢老人进行心理护理</td><td>10</td><td></td><td></td></tr>
<tr><td colspan="3">能够对丧偶老年人进行心理护理</td><td>10</td><td></td><td></td></tr>
<tr><td colspan="3">能够识别受虐老年人并对其进行心理护理</td><td>10</td><td></td><td></td></tr>
<tr><td colspan="3">能够对发生夫妻冲突、代际冲突后的老年人进行心理护理</td><td>10</td><td></td><td></td></tr>
<tr><td rowspan="4">综合素养
（20%）</td><td colspan="3">遵守课堂纪律，积极回答问题</td><td>5</td><td></td><td></td></tr>
<tr><td colspan="3">养成细致、专注、严谨的学习态度</td><td>5</td><td></td><td></td></tr>
<tr><td colspan="3">深入洞察老年人在婚姻家庭中的情感诉求，及时给予老年人理解和支持</td><td>5</td><td></td><td></td></tr>
<tr><td colspan="3">切实关爱老人心理健康，通过倾听和陪伴，为老年人带来温暖和慰藉</td><td>5</td><td></td><td></td></tr>
<tr><td colspan="4">合计</td><td>100</td><td></td><td></td></tr>
<tr><td>自我评价</td><td colspan="6"></td></tr>
<tr><td>教师评价</td><td colspan="6"></td></tr>
</table>

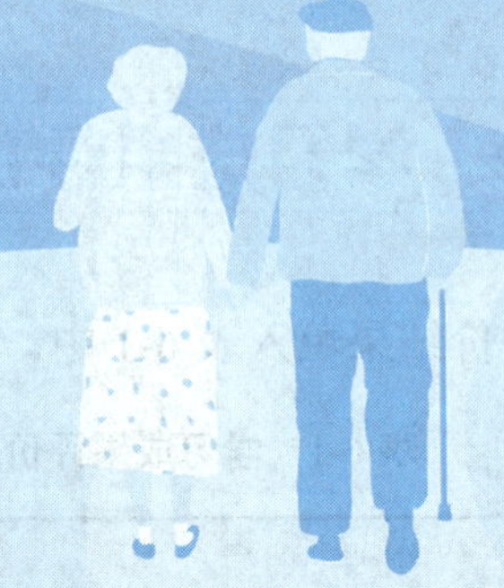

项目七 老年人社会适应中的心理护理

项目引言

社会适应是指个体对社会环境中的刺激做出反应的过程。老年人在面对生活环境、社会角色、人际关系等方面的变化时，容易出现一些心理问题。本项目主要介绍如何对离退休老年人和养老机构老年人进行心理护理，以便他们更好地适应各种变化，享受高质量的晚年生活。

知识目标

- 了解离退休老年人的心理特征。
- 了解影响离退休老年人心理的因素。
- 掌握离退休老年人的心理护理措施。
- 熟悉养老机构老年人的心理特征和特殊心理需求。
- 掌握养老机构老年人的心理护理措施。

素质目标

- 通过了解不同老年人的生活经历和心理需求，树立积极向上的人生观和价值观。
- 充分认识老年人对社会的价值，鼓励并引导老年人在自觉自愿、量力而行的前提下发挥余热、贡献力量，实现老有所为。

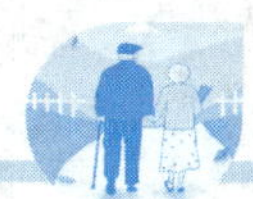

任务一　对离退休老年人进行心理护理

任务导入

付爷爷曾担任某大型工厂的厂长，带领工厂员工取得了辉煌的成绩，个人也获得了多项荣誉。退休后，付爷爷的生活节奏一下子慢了下来。他变得很少出门，除了偶尔逛逛附近的菜市场，大部分时间都无所事事地待在家里。每当夜深人静的时候，付爷爷总是难以入眠。他会忍不住想起自己曾经的成就，然后自言自语：“唉，老了，没用了。”

思考：

（1）离退休老年人具有哪些心理特征？

（2）如何对离退休老年人进行心理护理？

知识讲解

一、离退休老年人的心理特征

离退休是人生中的一次重大转折。有些老年人面对离退休，会出现一系列情绪问题。具体来说，离退休老年人通常具有以下心理特征：

（1）空虚。离退休前，老年人习惯了忙碌、充实的生活；离退休后，生活节奏变慢，有些老年人会感到无所适从，不知道该如何安排闲暇时间，常常感到空虚。

（2）失落。离退休后，老年人的职业生涯基本终止。有些老年人会觉得自己不再像过去那样受到尊重和关注，甚至觉得自己的社会地位下降了，从而产生心理落差。同时，工作对于许多老年人来说，不仅是一种谋生手段，更是一种实现自我价值的途径。离退休后，因为不再能通过工作获得成就感和认同感，老年人会感到失落。

（3）焦虑。离退休后，老年人的经济收入会减少。如果收入不足以维持基本生活，或者面临医疗费用增加等经济压力，离退休老年人就容易感到焦虑。

（4）孤独。老年人在离退休后，社交圈会显著缩小。子女也可能工作繁忙，无法给予他们足够的陪伴和关心。在这种情况下，老年人十分容易产生孤独感。

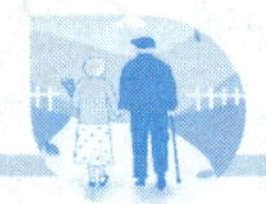

知识拓展

离退休综合征

离退休综合征是指老年人由于离退休后不能适应新的社会角色、生活环境和生活方式而出现焦虑、抑郁、悲伤、恐惧等负面情绪，或因此产生偏离常态的行为的一种适应性心理障碍。

据统计，约25%的离退休老年人会出现不同程度的离退休综合征。离退休综合征患者一般会出现以下症状：性情变化明显，或闷闷不乐、郁郁寡欢，或急躁易怒、坐立不安；无法集中注意力，做事经常出错；对现实不满，容易怀旧；易对他人产生偏见；等等。

离退休综合征的症状

二、影响离退休老年人心理的因素

影响离退休老年人心理的因素主要如下：

（1）事业状况。一般来说，事业有成的老年人在离退休后更易出现不适应的情况。离退休前，这类老年人拥有较大的职业权力和较高的社会地位。离退休后，他们不仅失去了职业权力，社会地位也有所下降。因此，他们很可能一时难以适应。

（2）家庭分工。在“男主外，女主内”的传统家庭分工中，老年男性通常更重视社会地位，对于离退休带来的身份变化可能更为敏感。而老年女性通常更重视家庭角色，能较好地适应生活重心向家庭转移的情况，从照顾家人（见图7-1）中获得乐趣。

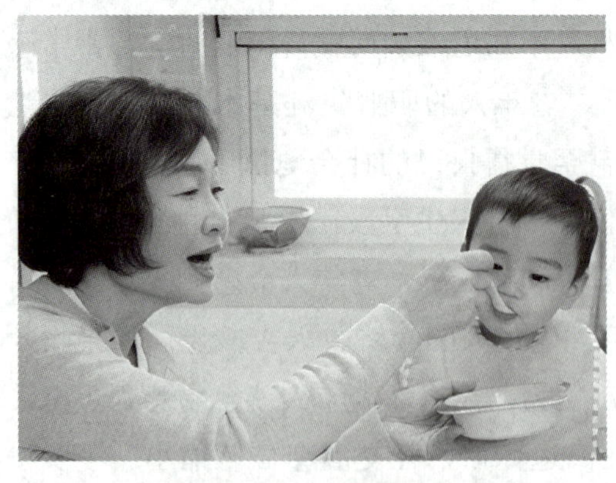

图7-1　照顾家人

（3）家庭支持。家人的陪伴和关心有助于缓解离退休老年人的孤独和焦虑情绪，使他们更快地适应离退休生活，提高他们的生活幸福感和满意度。

（4）个人适应能力。一般而言，性格固执、暴躁、内向的老年人更加依赖既定的生活

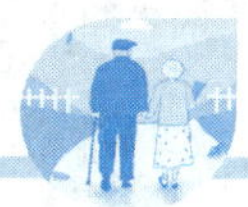

模式和社交圈。一旦生活环境发生变化，他们会难以适应，易出现失落、焦虑等负面情绪，甚至心理失衡。

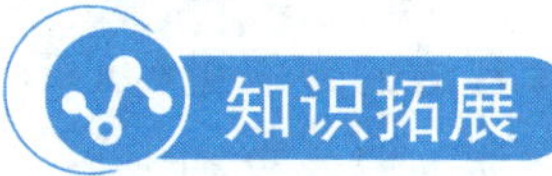

离退休老年人的性格类型

离退休老年人的性格主要可分为以下五种类型：

（1）成熟型。成熟型老年人能以乐观的心态面对离退休，积极参加各项有益于身心健康的活动，人际关系融洽。

（2）安乐型。安乐型老年人安于现状，对离退休生活没有过高的期望，能顺利地将生活重心转向家庭生活。

（3）自尊型。自尊型老年人通常对自己要求较高，易产生挫折感和失落感。他们在离退休后，往往试图通过参加各种活动来逃避自己年老的事实，缓解因机体功能衰退而产生的不安情绪。

（4）易怒型。易怒型老年人通常难以适应离退休后的生活。他们常常觉得别人和自己作对，觉得别人不理解自己，因而时常与别人发生争吵。

（5）自我厌恶型。自我厌恶型老年人对离退休的看法比较被动，总觉得离退休代表自己失去了价值，常常唉声叹气，也不愿意参加活动。

上述性格类型中，成熟型、安乐型老年人往往能较好地适应离退休后的生活，只是适应方式有所不同。自尊型、易怒型、自我厌恶型老年人属于离退休后适应不良的类型，需要护理员、家人和朋友提供适当的支持和帮助。

三、离退休老年人的心理护理措施

护理员应帮助离退休老年人积极应对生活中的挑战，缓解离退休老年人的消极情绪。下面介绍几种离退休老年人的心理护理措施。

（一）帮助调整认知

护理员应帮助老年人理解离退休是人生的一个重要阶段，它不是生活的终点，而是新生活的起点。护理员可以向老年人介绍离退休的积极意义，如减轻压力，拥有更多的自由时间，方便专注于家庭生活、兴趣爱好等，让他们认识到离退休后的生活也可以丰富多彩、充满乐趣。

有些离退休老年人有着“人走茶凉”的悲观思想，对此，护理员应耐心倾听老年人的想法和感受，理解他们的情绪变化，给予他们情感上的支持。同时，护理员应提醒老年人关注

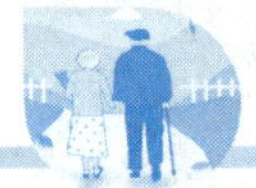

自己的优点和成就，鼓励老年人保持积极的心态，增强老年人的自我价值感。

（二）进行心理健康教育

对于离退休后角色转换和社会适应不良的老年人，护理员可以选择合适的方法进行心理健康教育，使他们了解心理健康的重要性，掌握维护心理健康的基本技能，养成有利于心理健康的行为习惯，从而缓解离退休带来的不适。在老年人出现心理问题时，护理员应引导他们积极面对，帮助他们找到解决问题的方法。必要时，护理员可以建议他们寻求专业心理咨询师的帮助。

（三）鼓励培养兴趣爱好

兴趣爱好能为老年人的离退休生活增添色彩和活力，促进老年人的身心健康。护理员应鼓励离退休老年人培养一些兴趣爱好，如钓鱼（见图 7-2）、下棋、打羽毛球、画画、摄影、养花等，以丰富离退休后的生活。

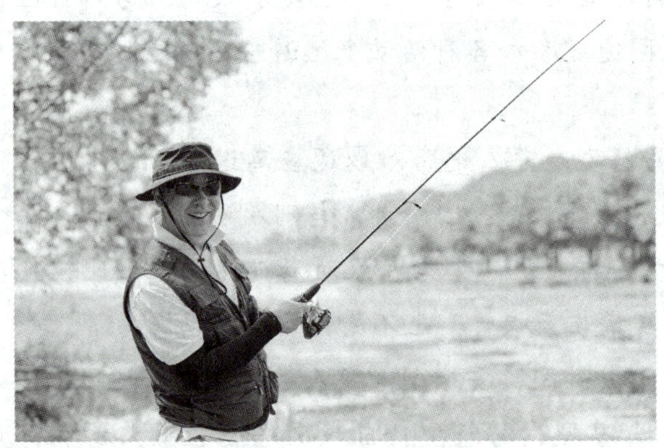

图 7-2　钓鱼的老年人

摄影让退休后的生活多姿多彩

退休后，唐爷爷逐渐迷上了摄影。这些年，他不是在摄影，就是在去摄影的路上。

“拍山、拍水、拍鸟、拍人，每次拍摄都很辛苦，但是我可以从中感受到许多常人感受不到的乐趣。我扛着器材翻山越岭，锻炼了体魄；披星戴月追光逐影，享受了视觉盛宴。摄影让我在山巅和溪畔陶醉，在汗流浃背、腰酸腿疼中体味愉悦。”这是唐爷爷对摄影的感悟。

回顾自己的摄影历程，唐爷爷难掩兴奋之情。追求美和极致，不满足于现状，不断学习新知识、提高自身的技能……这些都是熟识唐爷爷的人在提及唐爷爷时最常使用的词句，也体现了这位老年摄影师身上最突出的特征。

一边学一边拍摄，唐爷爷还真拍出了“名堂”。唐爷爷家中，各种摄影比赛的奖状

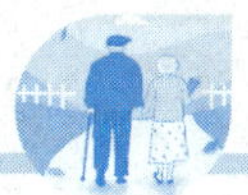

铺满了桌面。唐爷爷说："我不是专门去比赛的，只是看到比赛信息，发现有合适的主题，就随手把作品发了过去，没想到在许多比赛里都获了奖。我把证书摞在了家里。"

唐爷爷并不是一个十分看重荣誉的人，他最在意的是摄影给他带来的乐趣。"拿起相机就是因为热爱生活。摄影是我热爱生活的方式，只有热爱一件事，才能把它做好并持之以恒。"唐爷爷开心地说，"摄影让我退休后的生活多姿多彩。"

（资料来源：杨艳、梁晶晶、王东，《唐承贵：无畏年龄 把摄影做到极致》，天眼新闻，2023年12月27日，有改动）

（四）鼓励社会交往

护理员应鼓励离退休老年人多参加社区活动，或推荐他们加入兴趣小组、老年协会等，帮助他们结识新朋友。对于腿脚不便、出门困难的离退休老年人，护理员可以引导他们使用智能手机等，通过社交媒体等与他人保持联系，与同龄人分享生活经验和感受。

（五）引导发挥余热

如果离退休老年人身体健康、精力旺盛或有一技之长，护理员可以建议他们做一些力所能及的工作，如加入志愿服务组织，参与社区服务活动等，以引导他们发挥余热，实现自我价值。

退而不休，发挥余热

从上海某大学人文学院退休的李爷爷在家里闲不住，他说："整天待在家里也不是办法，不做点事情，人就真的老了。"于是，李爷爷成了一家杂志社的特约编辑。在杂志社，他不仅发挥了专业特长，还接触了不少新事物，丰富了自己的知识储备，从工作中获得了不少乐趣。

在杂志社工作期间，李爷爷也遇到过难题，但他总会虚心地向周围的年轻同事请教。有人不理解他的选择，觉得退休后就该好好休息，没必要让自己随时随地迎接挑战。面对质疑，李爷爷坦然地说："人生本就充满挑战。年轻时如此，老了也一样，谁说老了就不能迎接挑战了？"

马奶奶从一家工厂退休后，来到街道养老服务中心生活。"养老服务中心条件不错，在这里，我不愁吃穿，起居有人照顾，还认识了一群志趣相同的伙伴。"马奶奶说，"可一退休，忽然闲下来，总觉得心里空落落的。"

后来，养老服务中心建立了志愿服务组织，身体健康的马奶奶自愿加入了该组织，并积极参加志愿服务活动。马奶奶首次参加志愿服务活动时，来到了特殊教育学校。她给特殊教育学校的孩子们讲自己父亲的革命故事，孩子们听得津津有味。马奶奶表示，看到孩子们笑容的那一瞬间，一股暖流涌上心头。

自此，马奶奶退休后的生活充实了起来。她爱跳舞，加入了志愿服务组织的舞蹈队，经常和大家一起排练节目，进行公益巡演。一次，街道有位高龄老人做了腿部手术，出院后，马奶奶带着几名志愿者一同来到老人家里，给老人包饺子吃，陪老人聊天。这让老人十分高兴，连连道谢。在马奶奶看来，她的退休生活充满价值。

［资料来源：史志鹏、李蕊，《或灵活就业或参与志愿服务 这群老年人退休生活更精彩》，《人民日报》（海外版），2022 年 1 月 10 日，有改动］

任务实施

案例分析——离退休老年人的心理护理

【任务描述】

“虽然衣食无忧，但总觉少了点滋味。”谈起退休后的生活，夏爷爷有些失落。他曾是一名检修员，过去每天检查机械、维修设备、培养徒弟，忙忙碌碌几十年。退休后，原本热情开朗的他突然变得沉默寡言，每天一大早就习惯性地打开电视机，在沙发上一坐就是一整天。夏爷爷的老伴傅奶奶每天上午买菜、做饭，午饭后出门打半天麻将，晚上与夏爷爷一起守着电视机……

【实施流程】

（1）学生自由分组，每组 3～5 人。

（2）讨论、分析夏爷爷的心理特征，并提出有针对性的心理护理措施。

（3）各组总结讨论结果并选出组员发言，教师根据发言情况进行点评。

任务二　对养老机构老年人进行心理护理

任务导入

苏爷爷，74 岁，刚入住某养老院。苏爷爷在养老院里总是闷闷不乐，很少和护理员或其他老年人交流。某日，苏爷爷和护理员小李说自己想要回家。小李询问苏爷爷原因，苏爷爷说：“这里的菜太咸了，我吃不惯；我喜欢看书，这里也没有我喜欢的书……”

小李表示，这些事情自己可以帮助苏爷爷协调解决，但苏爷爷仍然坚持说自己不想住养老院。在小李的耐心劝慰下，苏爷爷终于说出了自己的真实想法：“孩子们把我丢在养老院不管了。我不想在这里住，我想回去跟孩子们住。”

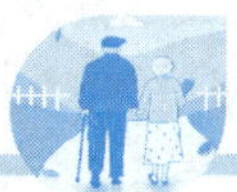

思考：

（1）养老机构老年人具有哪些心理特征？

（2）如何对养老机构老年人进行心理护理？

知识讲解

一、养老机构老年人的心理特征

养老机构老年人通常具有以下心理特征：

（1）被遗弃感。自身入住意愿不强、在家人的劝说下才入住养老机构的老年人容易产生被遗弃感。

（2）焦虑。老年人刚入住养老机构时，由于对周围的环境比较陌生，担心自己难以适应新生活，或担心养老机构无法提供优质的服务等，容易产生焦虑感。

（3）孤独。老年人入住养老机构，离开原有的社交圈后，与家人、朋友的沟通频率降低，易产生孤独感。

（4）自卑。对有些老年人来说，入住养老机构意味着从“被需要”的角色转变为“被照顾”的角色，这种转变常常会让他们产生自卑感、无用感。

二、养老机构老年人的特殊心理需求

养老机构老年人通常具有以下特殊心理需求：

（1）亲情需求。在养老机构，老年人能得到基本的照顾，也能进行社交活动，但常常欠缺家人的情感支持和陪伴。因此，他们往往希望能够与家人保持密切的联系，得到家人的关心，感受亲情的温暖。

（2）归属感需求。归属感是指个体对群体或环境的认同感和融入感。养老机构老年人往往希望自己在养老机构是被接纳、被尊重、被关心的。

（3）好胜心需求。在养老机构，有些老年人在日常生活中喜欢相互较劲，希望自己在某些方面胜过其他老年人。

（4）保护隐私需求。在养老机构，由于需要与他人同住，老年人的隐私更容易受到侵犯。他们往往期望在享受养老服务的同时享有一定的私密空间。

三、养老机构老年人的心理护理措施

为了让老年人在养老机构生活得舒适、安心，护理员可以对养老机构老年人采取以下心理护理措施。

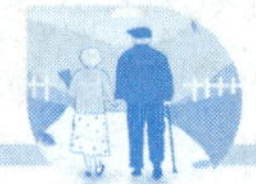

（一）引导适应环境

老年人刚入住养老机构时，容易出现不适应的情况。护理员要引导新入住老年人熟悉养老机构的环境，具体做到以下几点：

（1）主动介绍养老机构的主要设施、作息安排、文化娱乐活动安排等，带领新入住老年人参观养老机构（见图 7-3），缓解他们在陌生环境中的焦虑感。

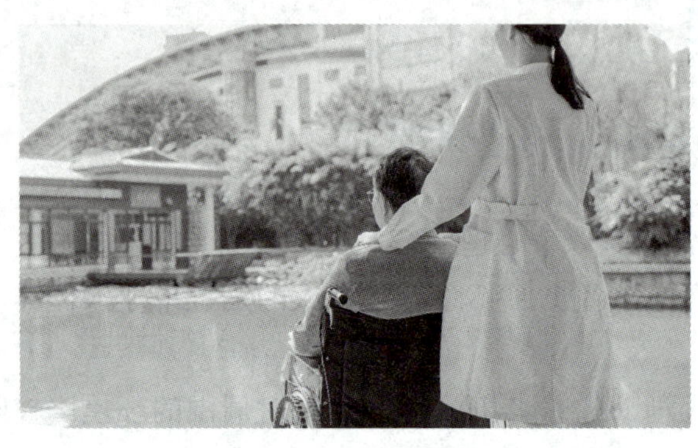

图 7-3　带领新入住老年人参观养老机构

（2）主动介绍同住的老年人或临近居室的老年人，以帮助新入住老年人初步建立社交关系。

（3）关注新入住老年人的情绪变化，耐心倾听他们的心声，为他们提供情感支持，并引导他们积极参加集体活动。

（4）关注新入住老年人的生活情况，确保他们在饮食起居各方面都得到妥善照顾。例如，护理员可以询问新入住老年人：“您在这里还吃得惯吗？对我们的餐食有什么建议吗？”如果老年人有特殊要求，护理员应积极与相关工作人员沟通，尽量满足老年人的合理要求。

（二）强化家庭支持

（1）使用现代通信手段，帮助老年人加强与家人之间的沟通。例如，护理员可以指导老年人使用手机，帮助其通过语音通话、视频通话（见图 7-4）等与家人沟通，以满足他们对亲情的需求，缓解孤独感。

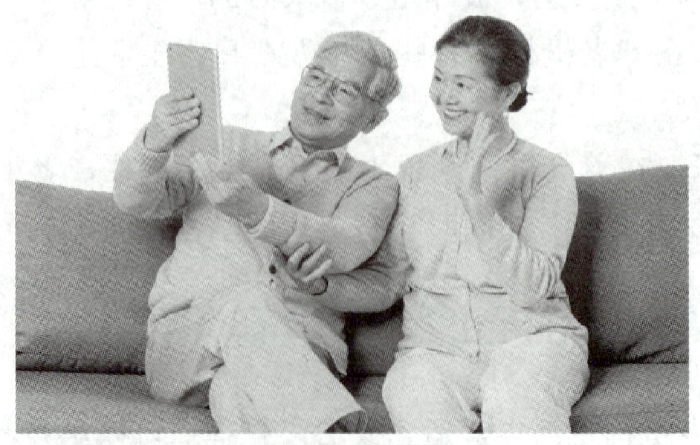

图 7-4　视频通话的老年人

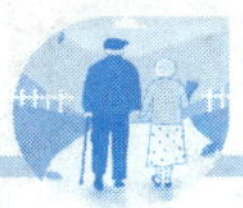

（2）与老年人的家人保持联系。护理员应定期联系老年人的家人，告知他们老年人的生活情况、健康状态等，并建议他们经常探望老年人。此外，在重要的节日或纪念日，养老机构还可以组织一些活动，邀请老年人的家人前来参加，以增进养老机构老年人与其家人之间的感情。

心系桑榆

视频通话连接亲人，线上直播共庆佳节

每逢周四，广州市某养老院的工作人员会在老年人的家属群发送预约通话链接。通话当天，工作人员会提前用专用手机联系老年人的家人，协助老年人与其家人进行视频通话。

服务过程中，工作人员观察到手机屏幕较小，不利于老年人与其家人沟通。于是，该养老院推出了电视屏幕视频沟通服务。一位老年人表示：“这项服务很好，我就像在和家人面对面聊天。”

养老院的工作人员在平时工作中还会收集老年人在不同生活场景中的影像资料，并发送给老年人的家人。影像资料的内容包括老年人吃饭、参加活动、与其他老年人聊天的场景等，以便老年人的家人了解老年人的近况。

春节将至，该养老院开展了迎春花市、团年饭等活动。为了让老年人的家人参与其中，表达对老年人的祝福，工作人员特意安排了线上直播互动。在团年饭活动中，工作人员和老年人表演了精彩的节目，活动现场氛围欢乐又喜庆。

（资料来源：《关爱服务不打烊，老人过节不孤单——南沙区养老院巧用互联网陪伴老人喜庆祥和过大年》，广州市南沙区人民政府官网，2022 年 1 月 30 日，有改动）

（三）组织集体活动

为了促进老年人之间的交流，提高老年人的心理健康水平，养老机构的护理员可以组织一些集体活动，如文化活动和体育活动。

适合老年人参加的活动

（1）文化活动。护理员可以根据老年人的兴趣爱好，定期组织不同类型的文化活动。例如，为喜欢读书的老年人组织读书交流会，鼓励他们分享阅读心得，帮助他们在养老机构内找到志同道合的朋友。

（2）体育活动。护理员可以根据老年人的生理特征和健康状况，组织一些适合老年人的体育活动，让他们在锻炼身体的同时增进彼此之间的友谊。

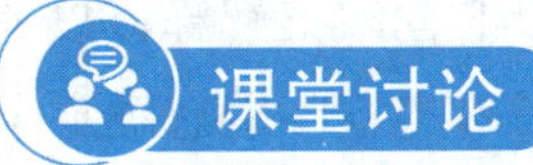

课堂讨论

适合养老机构老年人参加的文化活动和体育活动有哪些？请各列举 2～3 种。

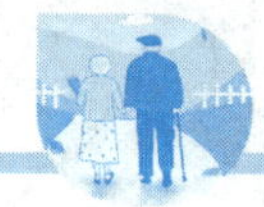

（四）帮助缓解消极情绪

在老年人产生消极情绪时，护理员应引导老年人倾诉，帮助老年人发泄情绪，并了解老年人产生消极情绪的原因，以便采取合理的应对措施。例如，当老年人产生被遗弃感时，护理员可以劝慰老年人：“基于您现在的情况，您是需要有专人照顾的。您儿子工作忙，在照顾您时难免会有疏忽，所以才把您送来这里。昨天他还打电话过来问我您最近身体怎么样……”

心系桑榆

养老院里的“阳光聊天室”

在某养老院内，有一个房间格外热闹，时不时传出老年人的笑声。这个房间是该养老院的心理咨询室，也叫“阳光聊天室”。养老院工作人员充分发挥“阳光聊天室”的作用，通过多种方式关心老年人，缓解老年人的焦虑、孤独情绪。

蒋爷爷因摔倒骨折，康复后行动能力不如从前，变得不愿与他人交流。工作人员便多次组织他与平时要好的几位老年人一起在“阳光聊天室”聊家常、追忆往事，逐渐帮助蒋爷爷从受伤的阴影中走了出来。

谭爷爷的家人好久没来探望他，这让谭爷爷产生了不满。谭爷爷说：“他们都不要我了，因为我老了，对于他们来说是个累赘。”工作人员安慰谭爷爷：“您别这么想，他们可能因为工作太忙或临时有事才没来看您。”随后，工作人员安排谭爷爷通过语音通话和视频通话等方式加强与家人的交流，同时适当安排他到“阳光聊天室”与其他老年人聊天。

（五）及时化解矛盾

在集体生活中，由于性格、生活习惯等各不相同，老年人之间难免会发生冲突。此时，护理员应充当好调解员的角色，有效化解老年人之间的矛盾。

下面以某养老机构中张爷爷与刘爷爷因看电视发生冲突这一事件为例，介绍养老机构老年人发生冲突后护理员的应对措施。

（1）及时安抚，稳定情绪。护理员应用温和的语言安抚双方，如：“两位爷爷，请先冷静一下，不要生气，这样对身体不好。”需要注意的是，此时不宜过度追问发生冲突的原因，以免激化矛盾。

（2）分别沟通，耐心倾听。护理员应及时将双方分开，耐心地倾听老年人讲述事件发生的经过，了解双方的想法。

（3）及时解释，消除误会。分析冲突发生的原因后，护理员应及时向双方解释，以消除双方的误会。例如，护理员可先对张爷爷说：“您生气是因为刘爷爷看电视吵着您睡觉了吗？刘爷爷最近总失眠，所以才看电视……”然后向刘爷爷解释道：“张爷爷被电视声音吵

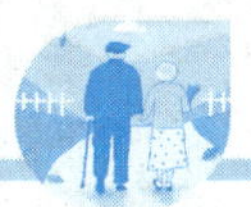

得睡不着，跟您说话的时候语气才重了些……”

（4）根据老年人的需求寻找解决方法。例如，护理员可先对张爷爷说：“我一会儿跟刘爷爷说，让他看电视时把音量调低一点，您看可以吗？您以后要是有什么不满，千万不要生气，要好好说……”然后对刘爷爷说：“张爷爷今天的态度确实差了点，他也意识到了自己的问题，表示以后会好好跟您说话。您以后晚上看电视时，把音量调低一点可以吗？我还给您拿来了几本书，您以后睡不着时，也可以看看书……”

（5）持续跟进，引导双方互相谅解。在此过程中，护理员应及时向一方传达另一方的正向改变，以改善双方的关系。例如，护理员可以对张爷爷说：“刘爷爷最近应该没有吵到您睡觉了吧？上次我跟他说过之后，他晚上睡不着的时候一般都会看书。要是想看电视，他都会去活动室。”

（6）如果上述方法效果不理想，护理员也可请求双方信赖的其他老年人或护理员协助劝导，也可以请求老年人的家人帮忙调解。

在请求老年人的家人帮忙调解时，护理员应提前向其说明相关情况，与对方达成共识，以免对方出于对自家老年人利益的考虑说出不当言论，激化矛盾。

任务实施

案例分析——养老机构老年人的心理护理

【任务描述】

在养老机构，孤寡老人孟爷爷被安排和董爷爷住在同一个房间。孟爷爷见同屋的董爷爷经常有家人、朋友探望，心生羡慕。由于董爷爷腿脚不便，护理员在日常照料时对董爷爷稍有侧重，这更让孟爷爷觉得连护理员也偏心，无人关心自己。某日，孟爷爷找不到自己的衣服，便一口咬定衣服被董爷爷偷走了。董爷爷说孟爷爷诬陷他，两个人吵得不可开交。

【实施流程】

（1）学生自由分组，每组 3～5 人。

（2）分析孟爷爷的心理特征并提出具体的心理护理措施。

（3）讨论化解两位老年人矛盾的措施。

（4）各组总结讨论结果并选出组员发言，教师根据发言情况进行点评。

学习成果自测

1. 填空题

（1）离退休后，老年人的职业生涯基本终止。有些老年人会觉得自己不再像过去那样受到尊重和关注，甚至觉得自己的__________下降了，从而产生心理落差。

（2）自身入住意愿不强、在家人的劝说下才入住养老机构的老年人容易产生________。

（3）养老机构老年人往往希望自己在养老机构是被接纳、被尊重、被关心的，这体现了他们的__________需求。

2. 单项选择题

（1）下列关于影响离退休老年人心理的因素，不正确的是（　　）。

A．一般而言，性格固执、暴躁、内向的老年人难以适应离退休生活

B．家人的陪伴和关心有助于缓解离退休老年人的孤独和焦虑情绪

C．事业有成的老年人在离退休后更易出现不适应的情况

D．老年女性通常对于离退休带来的身份变化更为敏感

（2）不少养老机构老年人不愿意护理员处处帮助自己，经常说“我自己能行”，其心理特征是（　　）。

A．焦虑感　　B．自卑感

C．孤独感　　D．怀旧感

（3）下列关于养老机构老年人心理护理的说法，正确的是（　　）。

A．养老机构老年人发生冲突时，护理员应第一时间追问发生冲突的原因

B．护理员不宜让养老机构老年人参加体育活动

C．护理员要引导新入住老年人熟悉养老机构

D．护理员可以长期不联系养老机构老年人的家人

3. 简答题

（1）简述离退休老年人的心理特征。

（2）简述离退休老年人的心理护理措施。

（3）简述养老机构老年人的特殊心理需求。

（4）简述养老机构老年人的心理护理措施。

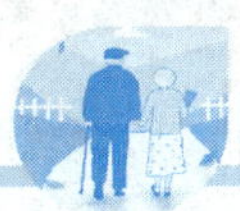

学习成果评价

进行学习成果评价，并将评价结果填入表 7-1 中。

表 7-1　学习成果评价表

<table>
<tr><td>班级</td><td></td><td>组号</td><td colspan="2"></td><td>日期</td><td></td></tr>
<tr><td>姓名</td><td></td><td>学号</td><td colspan="2"></td><td>指导教师</td><td></td></tr>
<tr><td>项目名称</td><td colspan="6">老年人社会适应中的心理护理</td></tr>
<tr><td>评价项目</td><td colspan="3">评价内容</td><td>分值</td><td>自我评分</td><td>教师评分</td></tr>
<tr><td rowspan="5">理论知识（40%）</td><td colspan="3">离退休老年人的心理特征</td><td>5</td><td></td><td></td></tr>
<tr><td colspan="3">影响离退休老年人心理的因素</td><td>5</td><td></td><td></td></tr>
<tr><td colspan="3">离退休老年人的心理护理措施</td><td>10</td><td></td><td></td></tr>
<tr><td colspan="3">养老机构老年人的心理特征和特殊心理需求</td><td>10</td><td></td><td></td></tr>
<tr><td colspan="3">养老机构老年人的心理护理措施</td><td>10</td><td></td><td></td></tr>
<tr><td rowspan="2">实践技能（40%）</td><td colspan="3">能够对离退休老年人进行心理护理</td><td>20</td><td></td><td></td></tr>
<tr><td colspan="3">能够对养老机构老年人进行心理护理</td><td>20</td><td></td><td></td></tr>
<tr><td rowspan="4">综合素养（20%）</td><td colspan="3">遵守课堂纪律，积极回答问题</td><td>5</td><td></td><td></td></tr>
<tr><td colspan="3">养成细致、专注、严谨的学习态度</td><td>5</td><td></td><td></td></tr>
<tr><td colspan="3">通过了解不同老年人的生活经历和心理需求，树立积极向上的人生观和价值观</td><td>5</td><td></td><td></td></tr>
<tr><td colspan="3">充分认识老年人对社会的价值，鼓励并引导老年人在自觉自愿、量力而行的前提下发挥余热、贡献力量，实现老有所为</td><td>5</td><td></td><td></td></tr>
<tr><td colspan="4">合计</td><td>100</td><td></td><td></td></tr>
<tr><td>自我评价</td><td colspan="6"></td></tr>
<tr><td>教师评价</td><td colspan="6"></td></tr>
</table>

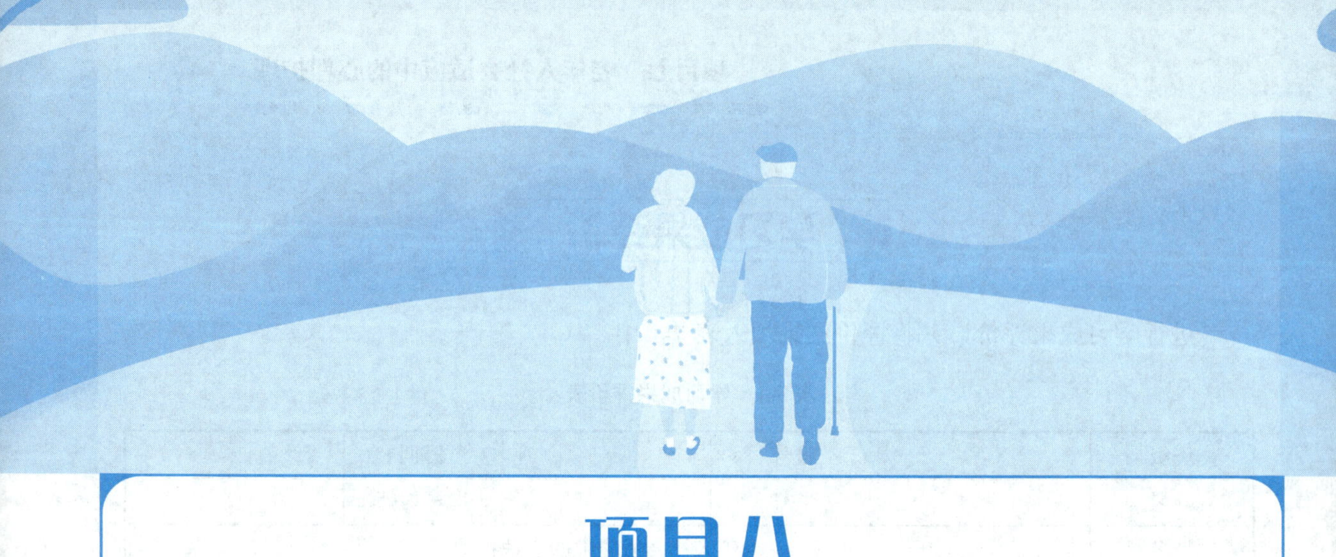

项目八 老年人临终关怀中的心理护理

项目引言

心理护理作为临终关怀服务的重要内容，对于缓解临终老年人的消极情绪、维护他们在生命终期的尊严等具有重要意义。通过本项目的学习，护理员应提高对临终关怀的认识，并掌握为临终老年人提供有效的心理护理服务的方法，以提高他们在生命终期的生活质量。

知识目标

- 了解临终关怀的对象和意义。
- 熟悉临终关怀的服务模式和服务内容。
- 熟悉临终老年人的心理特征。
- 掌握临终老年人的心理护理措施。

素质目标

- 用爱心、耐心和同理心为临终老年人提供全方位的心理护理服务，主动关心临终老年人，尊重临终老年人的意愿。
- 树立正确的生死观，以理性、科学的态度面对死亡，并做到尊重生命、珍惜生命。

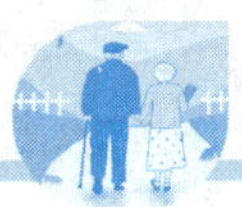

任务一　了解临终关怀

任务导入

身患肠癌的刘爷爷住进某养老院的安宁疗护病房时，小腿上有一个长约 10 cm 的疮口。刘爷爷难受得不停地呻吟，刘爷爷的家人难以忍受刺鼻的气味，一直捂着鼻子。护理员面带笑容地来到刘爷爷的病床前，轻柔地帮刘爷爷清洗疮口上的腐肉，然后为刘爷爷敷药，再小心地把疮口包扎好，缓解了刘爷爷的痛苦。护理员轻声地安慰刘爷爷："别着急，疮口慢慢会好的，有什么不舒服的地方您都可以跟我说。"在护理员的安慰下，刘爷爷平静了下来。

接下来，护理员坚持每天为刘爷爷清疮换药，为他提供无微不至的照顾。不久后，刘爷爷安详地离开了人世。

思考：

（1）什么是临终关怀？

（2）临终关怀的服务内容有哪些？

知识讲解

一、临终关怀的对象和意义

临终关怀又称"安宁疗护"，旨在为疾病终末期的患者提供临终前的身体、心理等方面的照料和人文关怀等服务。临终关怀不包括大多数的诊断性检查和延长生命的治疗，而是以控制痛苦和不适症状，提高患者生命质量，帮助患者舒适、安详、有尊严地离世为目的。

《"十四五"国家老龄事业发展和养老服务体系规划》提出，医疗卫生机构应按照"充分知情、自愿选择"的原则开展临终关怀服务。

（一）临终关怀的对象

临终关怀的首要对象是存活时间小于或等于六个月的患者，其病情在目前的医疗条件下没有治愈的希望或者出现了不可逆转的恶化。由于老年人患重症疾病的比例较高，因此临终关怀的服务对象大多数是老年人。

患者家人也是临终关怀的服务对象。患者家人的情绪、对于死亡的认知等往往会直接影响患者的心理，对患者的治疗产生巨大的影响。因此，为患者家人提供临终关怀，也是在间接帮助患者。

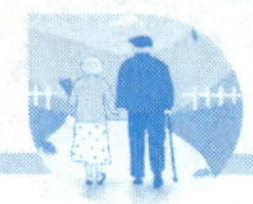

（二）临终关怀的意义

临终关怀主要具有以下意义：

（1）提高患者生命质量。临终关怀的目的不在于延长生命，而是将患者视为有尊严的个体，通过有效的疼痛管理和症状控制，减轻患者生理上的痛苦。同时，护理员还可通过提供个性化的护理，满足患者在心理和社交方面的需求，提高患者生命终期的生活质量。

（2）减轻患者家人的精神痛苦。除了为患者提供关怀以外，临终关怀还注重为患者家人提供陪伴和支持，帮助其减轻照料负担和精神痛苦。

（3）减少医疗资源的消耗。对于临终患者来说，一些医疗手段不仅无法治愈疾病，还会给患者带来痛苦，并让患者的家庭面临巨额的医疗花费。而临终关怀主要为患者提供舒缓疗护，这样不仅可以帮助患者的家庭减轻经济负担，还可以减少医疗资源的消耗。

（4）促进人类社会进步。临终关怀倡导的是人文关怀，如帮助患者及其家人树立正确的生死观和“优逝”观念等，充分彰显了人道主义精神。临终关怀是一项符合人类利益的崇高事业，对促进人类社会的进步具有重要的意义。

二、临终关怀的服务模式

目前，临终关怀多在医疗机构和养老机构中开展。具体来说，临终关怀的服务模式主要有以下几种：

（1）医疗机构服务模式，即由专门提供临终关怀服务的医疗机构（如安宁疗护中心）或由综合性医疗机构、社区卫生服务中心等内设的安宁疗护病房（见图 8-1）为患者提供服务。

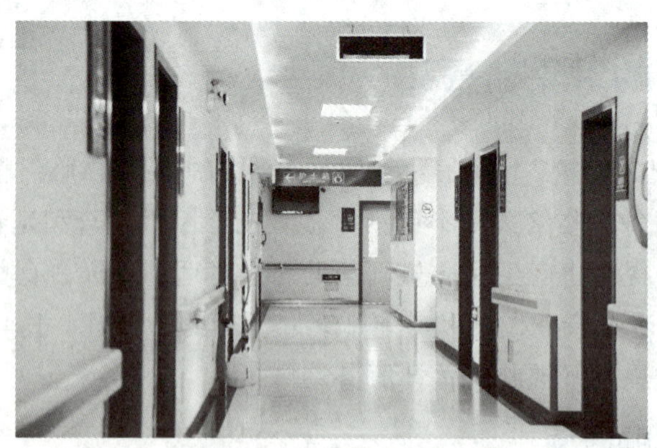

图 8-1　安宁疗护病房

（2）养老机构服务模式，即由养老机构组织临终关怀团队（包括医务人员、心理咨询师、护理员、社会工作者、志愿者等）为患者提供服务。

（3）家庭病床服务模式，即对希望留在家中度过生命终期的患者，由专业的临终关怀团队提供上门服务。

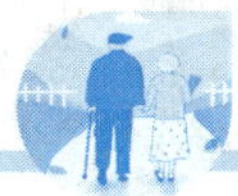

三、临终关怀的服务内容

下面以养老机构服务模式为例，介绍临终关怀的服务内容。

（一）评估服务

养老机构应成立评估小组，对有入住需求的患者进行生理和心理健康状况评估。符合入住条件的，签订临终关怀服务协议，办理入住手续。评估小组应收集患者的相关资料，包括但不限于既往病史、生活习惯、兴趣爱好、睡眠及饮食状况等。根据收集的资料，为患者制订个性化的照护计划。

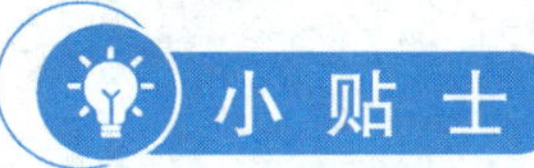

照护计划应与患者所患的疾病密切相关，并有清晰的照护目标和干预措施。

（二）咨询服务

养老机构工作人员可通过面对面沟通、电话、网络等多种渠道接受患者及其家人对临终关怀服务的咨询。咨询内容包括但不限于入住条件、服务项目、收费标准等。

（三）照护服务

（1）基础照护。护理员应根据患者的需求为其提供基础照护服务，如清洁身体、协助排泄、预防压疮等，此外，还应根据医嘱协助患者服药，并观察用药后的不良反应。

（2）症状控制。在临终阶段，患者身体状况恶化，经常出现疼痛、恶心、呕吐、呼吸困难、昏迷等症状，这会给患者带来很大的痛苦。对出现疼痛症状的患者，护理员可采用非药物止痛法和药物止痛法；对出现恶心、呕吐症状的患者，护理员应清除引起恶心、呕吐的视、听、嗅觉刺激，采取适当措施使其感到舒适；对出现呼吸困难症状的患者，护理员应使其保持舒适的体位，若患者出现痰液堵塞、剧烈咳嗽或喘息等症状，应对症处理；对出现昏迷症状的患者，护理员应密切观察其意识变化，并采取预防意外伤害的措施。

（四）膳食服务

养老机构应根据患者的饮食喜好及身体状况，为其设计适宜的食谱。若患者出现营养不良的状况，可按其病情特点补充相应的营养素。若患者因疼痛等原因食欲不佳，护理员应鼓励其进食，但不应勉强，必要时可采取其他措施，以保证营养供给。

（五）心理支持

护理员应为患者及其家人提供心理支持，帮助他们应对消极情绪。对于患者来说，心理支持旨在减轻他们对死亡的恐惧，缓解其心理上的痛苦，引导他们安详、有尊严地度过生命终期。对于患者的家人来说，心理支持旨在帮助他们理解和接纳患者即将离世的现实。

（六）善后服务

（1）后事处理。患者离世后，养老机构应按相应的操作规范进行遗体处置。处置过程中，应始终保持尊重逝者的人文态度；应遵照逝者的遗愿，按照适宜的民风民俗，指导逝者家人处理后事；应按卫生要求，对逝者生前的居室进行处置。

（2）哀伤辅导。护理员应通过陪伴、倾听、安抚等方式，帮助临终者缓解悲伤情绪；并提供居丧期随访支持，表达对逝者家人的慰问和关怀。

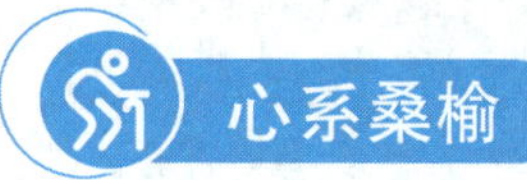

为临终老年人送去温暖关怀

在湖南省第三届养老护理职业技能竞赛上，来自长沙市第一社会福利院的“95后”护理员小张获得了一等奖。

毕业后，小张进入长沙市第一社会福利院康复科工作，后被调到安宁疗护中心。在安宁疗护中心，护理员需要面对的情况更复杂，工作挑战性更大。但小张没有退缩，努力克服困难。

刘爷爷是小张到安宁疗护中心后接触的第一位临终老年人。他身患多种疾病，性格孤僻，非常抵触与人交流。小张并没有因为刘爷爷的抵触情绪而退缩，她细心照顾刘爷爷，按时给他洗澡、理发、剪指甲、换床单被罩。有时刘爷爷不配合治疗，闹脾气，甚至向她吐口水，她依然不急不躁地说：“刘爷爷，我们要配合治疗，这样才能减轻身体上的疼痛。我也会尽我所能，让您在这里过得舒适一些。”

细心的小张注意到，刘爷爷喜欢喝牛奶。于是，每次刘爷爷打完针后，她都将牛奶热好，喂给刘爷爷喝，以帮助他平复情绪。为了拉近和刘爷爷的距离，了解他的精神状态，小张每天都会坐在床边陪他，给他读报，和他聊家常。小张的热情和耐心感动了刘爷爷，刘爷爷渐渐接受了她的护理服务。

护理后期，刘爷爷身体逐渐虚弱，每天必须通过药物、呼吸机维持生命，护理难度逐渐增大。在病情的影响下，刘爷爷会一直出汗，一天需要换四五次衣服。小张不厌其烦，每天都帮刘爷爷收拾得干干净净，尽量让他感觉舒适。

急病人之所急，想病人之所想。小张是这样说的，也是这样做的。“以老人为中心，提供优质护理”，是小张一直坚守的服务理念，也是她一直践行的工作信条。

“虽然我不能延长老人的生命，但能陪伴他们走完人生旅途的最后一程，很有意义。”小张说，“今后我会更加尽心尽力，多些爱心、耐心与诚心，以高度的责任心和良好的服务态度为老人提供更加优质的服务。”

（资料来源：杨佳俊，《为临终老人送去温暖关怀》，《湖南日报》，2021年12月6日，有改动）

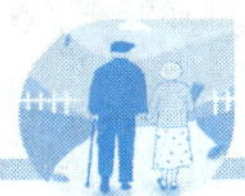

任务实施

观后感分享——老年人临终关怀

【任务描述】

搜集、观看与临终关怀相关的纪录片，并分享观后感。

养老纪录片推荐

【实施流程】

（1）学生搜集与临终关怀相关的纪录片，要求时长不短于 30 分钟。

（2）学生观看纪录片，重点关注临终关怀的服务模式、服务内容等。

（3）教师随机选择几名学生分享观后感。

任务二　对临终老年人进行心理护理

任务导入

赵奶奶，63 岁，中年丧偶，有一个女儿。母女二人相依为命，日子过得很辛苦。今年，赵奶奶的女儿刚刚怀孕，赵奶奶很期待见到自己的外孙或外孙女。然而，赵奶奶不幸被确诊胰腺癌晚期，医生预估赵奶奶生存期不超过六个月。确诊后，赵奶奶每天以泪洗面，短短数日，瘦了一大圈。赵奶奶的女儿不忍心看到母亲如此痛苦，打算将赵奶奶送往能够提供临终关怀服务的养老机构。

思考：

（1）赵奶奶有哪些心理特征？

（2）如何对赵奶奶进行心理护理？

知识讲解

一、临终老年人的心理特征

临终老年人通常具有以下心理特征：

（1）愤怒。临终老年人可能会向家人和护理员发泄内心的不满和愤怒情绪，对身边的人挑剔、抱怨，甚至恶语相向，不配合治疗和护理。

（2）恐惧。对于临终老年人来说，死亡无法控制又近在眼前，让他们充满恐惧。此外，临终老年人面临的身体变化（如疼痛、呼吸困难、水肿等）也会加重他们的恐惧和痛苦。

（3）焦虑。临终老年人对家人和护理员的语言、神态、举止十分敏感，容易胡思乱想，精神高度紧张。有的临终老年人还会担心自己的身后事、家人未来的生活等，从而感到焦虑。

（4）悲伤。临终老年人知道自己将要离开人世，不舍得亲人、朋友，常常会情绪低落，悲伤不已，甚至会感到绝望。

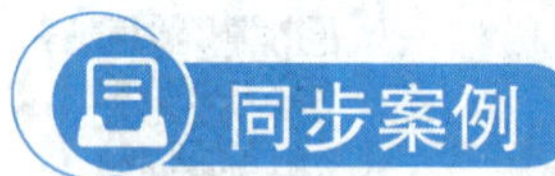

照亮生命最后的“归途”

“你上个星期多少斤？”“88 斤。”“你今天多少斤？”“90 斤了。”“非常棒。”这是在上海黄浦区豫园社区卫生服务中心的安宁疗护病房，护理员小耿和王爷爷之间的“对话”。正在称体重的王爷爷是食管癌晚期患者，无法发声，用手指向小耿比画着自己的体重。

王爷爷刚入住安宁疗护病房时，并不像现在这样愿意与人沟通。他入住时很虚弱，体重只有 76 斤。由于病痛的折磨，王爷爷焦躁不安，对生活失去希望。临终关怀团队为他提供了无微不至的照顾。由于王爷爷无法发声，临终关怀团队为他准备了书写的油笔板（见图 8-2），方便王爷爷表达自己的诉求。没过多久，王爷爷情绪好转，他会每天散步，和护理员谈心。心情放松后，王爷爷身体状况也好转了一些。

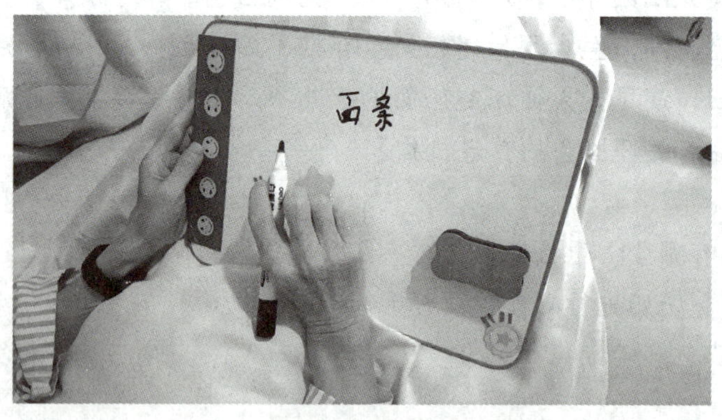

图 8-2　油笔板

小耿说：“刚入住的患者情绪多样。有的患者很悲伤，不搭理人；有的患者脾气很差，对我们的态度很不好。”其实，在安宁疗护病房的大部分时间里，临终关怀团队都是在进行心理护理服务。安宁疗护病区设有患者心愿信箱，临终关怀团队每个月会收集患者心愿，并协助患者完成心愿。

临终关怀团队还会引导患者在病区做手工活动。已故的吕爷爷生前在病区举办了铝塑作品展，公鸡、蝴蝶、熊猫等铝塑作品生动有趣，惟妙惟肖。这些作品都是吕爷爷用大家帮他收集而来的易拉罐制作而成的。小耿介绍道：“这些作品反映了吕爷爷的心路历程。吕爷爷刚刚来时心情不好，只做了一些简单的铝塑作品。后来他情绪好转，作品

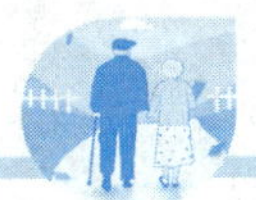

就变得多样、精彩。”

安宁疗护病区还有一棵“生命树”，“树叶”上写着在这里住过的患者的出生日期和离世日期。小耿说：“我们想让患者知道，我们不会忘记他们在这里停留过。”

（资料来源：李德翔，《安宁疗护，照亮生命最后“归途”》，“上海黄浦”微信公众号，2023 年 10 月 14 日，有改动）

二、临终老年人的心理护理措施

（一）进行死亡教育

对临终老年人进行死亡教育，有助于引导他们科学地认识死亡、对待死亡，克服对死亡的恐惧，缓解精神压力。护理员对临终老年人进行死亡教育时，应注意以下几点：

临终老年人的心理护理

（1）护理员应先与临终老年人建立信任关系，再开展死亡教育。如果临终老年人对死亡的接受程度较低，护理员应循序渐进地引导其面对现实，如通过电影、音乐、植物等引入相关话题。

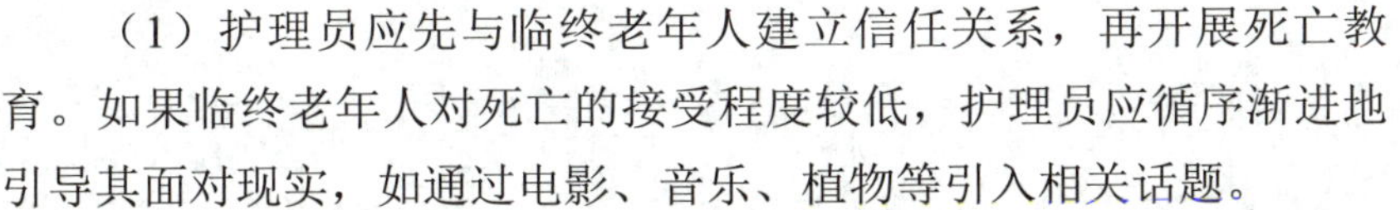

（2）向临终老年人讲解死亡的相关知识，引导其树立正确的生命观，更合理地认识死亡。

（3）引导临终老年人关注当下，珍惜当前的生活，帮助临终老年人提前做好心理准备，及时规划生命终期的生活，不留遗憾。

（二）运用沟通技巧

与临终老年人沟通时，护理员应注意沟通技巧的运用，具体包括以下内容：

（1）鼓励临终老年人表达诉求，给予他们足够的时间来表达自己的感受和想法。

（2）沟通时伴以微笑（见图 8-3）和目光接触，表现出真诚和关爱的态度，让临终老年人感受到温暖。

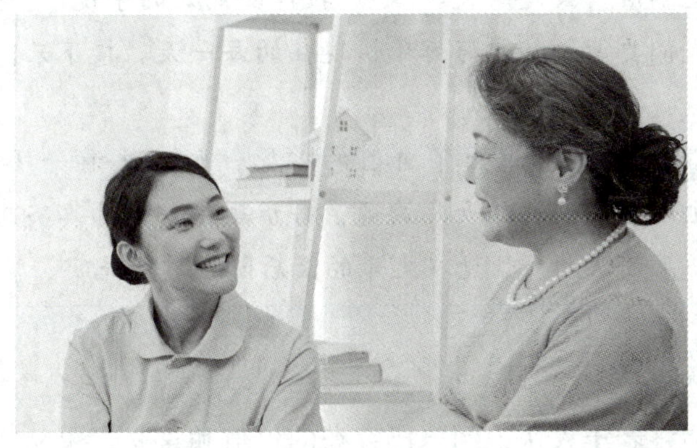

图 8-3　微笑的护理员

（3）在沟通过程中，应注意观察临终老年人的非语言行为，及时识别临终老年人的情绪问题。

（4）对于临终老年人不愿意提及的话题，不要强求他们回应。若临终老年人因为身体不适或情绪低落而不想与人交流，护理员应充分尊重他们。

（5）营造积极的沟通氛围，多说鼓励、赞美老年人的话，切忌向老人传递消极情绪。

如果临终老年人说出以下话语，护理员应如何安抚老年人？

（1）“我很后悔没有多陪伴我的家人和朋友，也没有多做些好事。”

（2）“我离世后会不会没有人记得我？”

（3）“我这辈子真是特别不幸。”

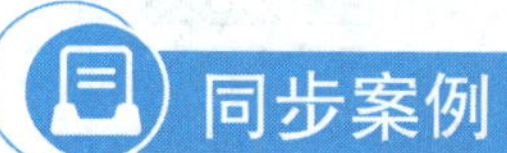

有效沟通，让临终老年人珍惜当前的生活

安奶奶是胃癌晚期患者。她的女儿将安奶奶送入某养老机构时，告诉护理员小何：“我母亲不知道自己得了胃癌，她问的时候，你们就说是胃溃疡。”对此，小何很无奈，但还是遵从了安奶奶女儿的嘱托。

随着与安奶奶沟通逐渐增多，小何与安奶奶之间变得越来越熟悉。有一天，安奶奶告诉小何：“其实我知道自己得的是胃癌，但是我闺女不说，我就不敢提，怕她伤心。”小何听后，不好意思地向安奶奶道歉：“不好意思，瞒了您这么久。您女儿确实担心您不能接受，但没想到您其实很坚强。”

安奶奶回答道：“我最初知道的时候也不太能接受，但是想想谁都会有死亡的时候，我现在就是希望多活一天是一天。”小何拉住安奶奶的手说：“您说得对，每个人的生命都是有限的，我们要做的就是好好珍惜现在的每一天。接下来，您多想想自己想吃什么、想做什么。”

在小何的鼓励下，安奶奶说出了自己的心愿，如想去看一场电影，想去海边看看……于是，小何主动与安奶奶的女儿沟通，告诉她安奶奶的真实想法和心愿。两人一起为安奶奶策划了一系列活动，让她在生命的最后阶段过得充实、愉快、不留遗憾。

（三）引导回顾人生

回顾人生有助于临终老年人认识到自己存在的价值和意义，更从容地面对死亡。下面介

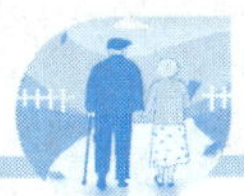

绍引导临终老年人回顾人生的方法：

（1）引导临终老年人回顾自己最亲密的人（如父母、子女、好友等）在自己脑海中的形象，帮助临终老年人记录想对他们说的话。

（2）引导临终老年人回忆人生各个阶段发生的重大事件或印象最深刻的事件。需要注意的是，护理员应注重引导临终老年人回忆积极事件，弱化负面经历。

（3）引导临终老年人对自己的人生进行总结，询问其人生感悟。如果临终老年人愿意，护理员可以将他们的经历记录下来并制作回忆录，或帮助他们整理相片，制作回忆相册（见图 8-4）。

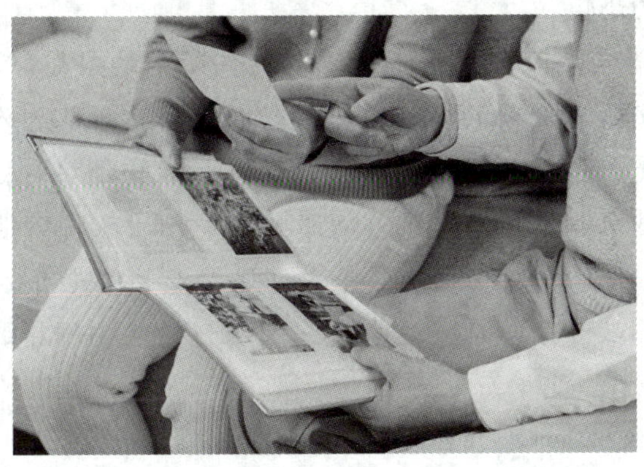

图 8-4　回忆相册

小贴士

在引导临终老年人回顾人生时，护理员可以询问下列问题：

(1)“您小时候最快乐的回忆是什么？”

(2)“您成长过程中有哪些重要的人对您产生了深远影响？”

(3)“您有没有特别难忘的旅行经历？”

(4)“您在工作中最引以为傲的成就是什么？”

(5)“您对老伴和子女有什么需要叮嘱的吗？”

同步案例

王爷爷的回忆录

王爷爷的故事被记载在一本 39 页的回忆录上。回忆录的标题是“万物明朗 你最可爱”，封面是蓝天和白云，配图大多是可爱的卡通插画。王爷爷一生的故事就浓缩在这本回忆录中。

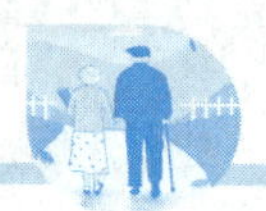

“王爷爷说不要用他的真名，也不要出现他的形象，但是他愿意把自己的故事分享出来。当时，一名社工系学生在安宁疗护病房实习，她作为聆听者和记录者，和我们共同把王爷爷的故事记录下来并装订成册。”护理员小毛说：“当时，王爷爷已处于癌症晚期，身体非常虚弱。我们在他陷入昏迷之前，把回忆录的初始版本交到了他手上。王爷爷没看完，但是挺高兴的，他把回忆录收在了枕头下面。”

王爷爷是北京人，年轻时在云南遇到了自己的爱人，后来跟着爱人来到上海定居。他经历过“上山下乡”、改革开放，也形成了自己的一套人生哲学。小毛认为王爷爷的故事见证了时代的发展，很有代表性，而且回忆人生的高光时刻，可以让王爷爷提升自我价值感，减轻对死亡的恐惧。

最让小毛感慨的是这本回忆录给王爷爷的老伴带来的安慰。小毛说：“王爷爷离世后，我们想把回忆录交给王爷爷的老伴。当时她拒绝了，她认为人都已经离开了，再看回忆录也没意义。但是一周后，我们打电话给她进行哀伤辅导时，她主动提起了这本回忆录。后来，她专门过来取走了回忆录，还跟临终关怀团队聊了很多王爷爷的故事。”

小毛说：“临终关怀不仅涉及临终老年人，还涉及临终老年人的家人。这本回忆录让王爷爷的老伴对我们敞开了心扉，这也是一次很好的哀伤辅导的机会，让她可以疏解心结，早点走出悲伤。”

（资料来源：王永娟、刘昊，《社区医院成长记③：心愿树上，那些临终患者的“向阳花”》，东方网，2024年4月24日，有改动）

（四）进行触摸护理

触摸护理包括抚摸、搀扶、握手、拥抱、轻拍等形式。护理员适当触摸临终老年人，可以表达对临终老年人的关心、理解、体贴、安慰等，有助于减轻临终老年人的焦虑、恐惧情绪。

需要注意的是，临终老年人对触摸的理解和适应程度是有差异的。护理员应谨慎、有选择地进行触摸护理，以免产生消极作用。

（五）动员家人参与

家人往往是临终老年人的精神支柱。在生命的最后阶段，多数临终老年人都希望能够有更多与家人沟通的机会，感受亲情的温暖。因此，护理员应切实做好临终老年人家人的思想工作，鼓励他们多关心、陪伴临终老年人，坦诚地与临终老年人沟通，以减轻临终老年人的恐惧感。

（六）坚持个性化原则

对临终老年人进行心理护理要坚持个性化原则，根据临终老年人的性格特征、心理反应、生活经历等制订心理护理方案。

有的临终老年人希望在家中安静地度过最后的时光，享受家人的陪伴；有的临终老年人

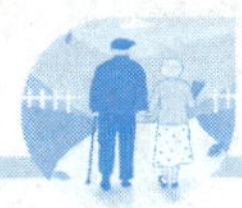

更愿意在医院接受专业的治疗，以减轻身体上的痛苦；有的临终老年人因为信仰或习俗等会有一些特殊的要求……护理员应当充分尊重临终老年人的个性化需求，避免将自己的想法强加给临终老年人。

任务实施

案例分析——临终老年人的心理护理

【任务描述】

林爷爷，80 岁，在养老院生活。林爷爷的老伴在一年前离世，儿子已经成家。林爷爷的儿子忙于工作，经常出差，每两个月来探望一次林爷爷。

林爷爷在两个月前出现便血症状，去医院就诊，确诊为直肠癌晚期。林爷爷对于死亡、癌症等词语极其敏感，有几次儿子提及，他都立刻打断，说："你别跟我提癌症。我没得癌症时你也不来看我，现在见我就跟我提这些事情，那不如别来见我了。"把儿子赶走后，林爷爷对护理员说："现在我能有什么办法？也没治疗的意义了，我直接等死就行。"

【实施流程】

（1）学生自由分组，每组 3～5 人。

（2）讨论、分析林爷爷的心理特征。

（3）为林爷爷制订个性化心理护理方案。

（4）各组总结讨论结果并选出组员发言，教师根据发言情况进行点评。

学习成果自测

1. 填空题

（1）临终关怀旨在为疾病终末期的患者提供临终前的__________、__________等方面的照料和人文关怀等服务。

（2）临终关怀的首要对象是存活时间小于或等于__________的患者，其病情在目前的医疗条件下，没有治愈的希望或者病情出现了不可逆转的恶化。

（3）目前，临终关怀多在医疗机构和_______________中开展。

（4）对临终老年人进行心理护理要坚持__________原则，根据临终老年人的性格特征、心理反应、生活经历等制订心理护理方案。

2. 单项选择题

（1）下列选项中，不属于临终关怀服务内容的是（　　）。

A. 症状控制　　B. 哀伤辅导

C. 基础照护　　D. 治愈疾病

(2) 下列关于临终关怀的说法，正确的是（　　）。

A．临终关怀无法在家庭中开展

B．临终关怀团队不包括志愿者

C．为患者家人提供心理护理不属于临终关怀的服务内容

D．养老机构应成立评估小组，对有入住需求的患者进行生理和心理健康状况评估

(3) 下列不属于临终老年人常见的心理特征的是（　　）。

A．焦虑　　B．空虚

C．恐惧　　D．悲伤

(4) 下列关于临终老年人心理护理的说法，正确的是（　　）。

A．护理员应尽量回避与临终老年人谈论死亡话题

B．护理员应引导临终老年人回忆负面经历

C．临终老年人因为身体不适不愿意与人交流时，护理员不应打扰他们

D．临终老年人的家人不宜参与临终关怀

3．简答题

(1) 简述临终关怀的服务内容。

(2) 简述临终老年人的心理特征。

(3) 简述临终老年人的心理护理措施。

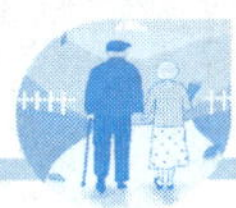

学习成果评价

进行学习成果评价，并将评价结果填入表 8-1 中。

表 8-1　学习成果评价表

<table>
<tr><td>班级</td><td></td><td>组号</td><td></td><td>日期</td><td colspan="2"></td></tr>
<tr><td>姓名</td><td></td><td>学号</td><td></td><td>指导教师</td><td colspan="2"></td></tr>
<tr><td>项目名称</td><td colspan="6">老年人临终关怀中的心理护理</td></tr>
<tr><td>评价项目</td><td colspan="3">评价内容</td><td>分值</td><td>自我评分</td><td>教师评分</td></tr>
<tr><td rowspan="3">理论知识
（40%）</td><td colspan="3">临终关怀的对象、意义、服务模式和服务内容</td><td>10</td><td></td><td></td></tr>
<tr><td colspan="3">临终老年人的心理特征</td><td>10</td><td></td><td></td></tr>
<tr><td colspan="3">临终老年人的心理护理措施</td><td>20</td><td></td><td></td></tr>
<tr><td rowspan="2">实践技能
（40%）</td><td colspan="3">能够及时识别临终老年人的心理问题</td><td>20</td><td></td><td></td></tr>
<tr><td colspan="3">能够对临终老年人进行心理护理</td><td>20</td><td></td><td></td></tr>
<tr><td rowspan="4">综合素养
（20%）</td><td colspan="3">遵守课堂纪律，积极回答问题</td><td>5</td><td></td><td></td></tr>
<tr><td colspan="3">养成细致、专注、严谨的学习态度</td><td>5</td><td></td><td></td></tr>
<tr><td colspan="3">用爱心、耐心和同理心为临终老年人提供全方位的心理护理服务，主动关心临终老年人，尊重临终老年人的意愿</td><td>5</td><td></td><td></td></tr>
<tr><td colspan="3">树立正确的生死观，以理性、科学的态度面对死亡，并做到尊重生命、珍惜生命</td><td>5</td><td></td><td></td></tr>
<tr><td colspan="4">合计</td><td>100</td><td></td><td></td></tr>
<tr><td>自我评价</td><td colspan="6"></td></tr>
<tr><td>教师评价</td><td colspan="6"></td></tr>
</table>

参考文献

[1] 左春雨. 老年心理照护 [M]. 北京：中国人民大学出版社，2023.

[2] 潘美意，杨立君. 老年心理照护 [M]. 广州：广东高等教育出版社，2022.

[3] 丁桂凤. 老年心理护理 [M]. 北京：北京理工大学出版社，2021.

[4] 付敬萍，张鲫. 老年心理护理 [M]. 武汉：华中科技大学出版社，2020.

[5] 余运英. 老年心理护理 [M]. 北京：机械工业出版社，2017.

[6] 人力资源社会保障部教材办公室等组织编写. 老年人心理护理实用技能 [M]. 北京：中国劳动社会保障出版社，2018.

[7] 王婷. 老年心理慰藉实务 [M]. 北京：中国人民大学出版社，2015.

[8] 任艳萍，喻志英. 老年护理 [M]. 成都：西南交通大学出版社，2019.